La maladie de LYME

Au-delà de la polémique

Mieux comprendre pour mieux soigner

Pr Yves Hansmann

La maladie de LYME

Au-delà de la polémique

Mieux comprendre pour mieux soigner

SOLAR ÉDITIONS

À l'ensemble de ma famille :
ma bouffée d'oxygène, mon équilibre

Sommaire

Vie et mort de la tique

La borréliose de Lyme, une infection récente ?

Sommes-nous face à une épidémie ?

Les signes évoquant une borréliose de Lyme

Le diagnostic

Le traitement

La prévention

Introduction

Depuis plus de vingt ans, je vois en consultation des personnes qui ont des infections. Elles viennent souvent car elles ont de la fièvre ou des douleurs, parce qu'elles ont perdu du poids… L'objet de leur consultation est de comprendre ce qui se passe, de savoir quelle maladie cause les symptômes. Ce qui compte pour elles, c'est de savoir quelle maladie, de comprendre pour pouvoir traiter.

Avec la maladie de Lyme, c'est différent. Les patients viennent nous voir avec une question : « Est-ce que ce ne serait pas la maladie de Lyme qui provoque mes symptômes ? » On cherche moins l'explication d'un ensemble de symptômes que la réponse à cette question. Parfois, cela reviendrait presque à cocher la case « oui » ou la case « non ». C'est assez réducteur pour la médecine. Personnellement, j'ai aussi appris à dire « peut-être » ou « je ne sais ». La médecine est comme cela : elle ne sait pas tout !

Ces dernières années, les choses ont changé en raison d'une polémique qui secoue le monde de la médecine. Il est habituel de n'attribuer à une maladie que ce que l'on peut démontrer de façon rationnelle, or les avis médicaux divergent sur la capacité qu'a la maladie de Lyme à provoquer bon nombre de symptômes ou d'affections, des plus insidieux aux plus graves, des plus chroniques aux plus mystérieux, sans pour autant que soit établie la preuve formelle des liens de cause à effet. L'intuition est privilégiée, au prétexte que la science ne peut pas avoir réponse à tout.

Tout ce que les patients cherchent, c'est un soulagement, quel que soit le diagnostic… La polémique telle qu'elle existe à ce jour découle de la volonté de personnes, souvent des professionnels de la santé, qui veulent faire valoir leurs compétences médicales pour donner un caractère scientifique à une intuition.

Incompréhension, perte de confiance, colère…

J'ai vu de plus en plus de patients inquiets, voire angoissés, d'être atteints par cette maladie dont on parle beaucoup et à qui on attribue toutes sortes de problèmes de santé. Ils sont inquiets car ils se reconnaissent dans les innombrables symptômes qui sont décrits, et que la médecine ne comprend pas. Au-delà de savoir quelle est la cause des symptômes, on apprend donc à chercher autre chose pour ces patients angoissés par l'inconnu et par la crainte d'être atteints de cette infection que l'on qualifie de « chronique » (donc on n'en guérit pas ?), d'insidieuse (donc on ne la voit pas ?) et surtout d'incurable : ce que l'on cherche alors, c'est à les rassurer…

Mais quels patients fragilisés par leur malaise pourraient résister à cette idée que l'on a inoculée au fond de leur cerveau : et si c'était la maladie de Lyme, une maladie dont on ne guérit pas et qui provoque une déchéance progressive et inexorable des fonctions intellectuelles et physiques ? Cette idée devient un véritable cancer qui se développe au plus profond de leur esprit. Et avec cela, quand ils vont voir leur médecin, celui-ci se réfugie derrière un discours empreint d'incertitude et d'agacement d'être pris en défaut.

Les patients ne comprennent pas pourquoi les informations s'entrechoquent et se contredisent. Ils en perdent confiance en leur médecin, mais aussi en la médecine en général. Cette défiance devient parfois invivable pour des patients perdus. Ils ne vont plus hésiter à se tourner vers tout médecin, pourvu qu'il fasse l'impossible, à n'importe quel prix, pourvu qu'il leur redonne l'espoir, pourvu qu'il leur promette le soulagement, voire la guérison. Parfois, cette défiance se transforme en colère contre la médecine, voire contre la société entière, qui ne reconnaît pas leur souffrance.

Ce processus peut mener certains à envisager des positions extrêmes, à se tourner vers des thérapies douteuses qui vont leur coûter des sommes exorbitantes, à ne plus trouver leur place dans la société et donc à se laisser aller, abandonnant leur travail ou se fâchant avec leur famille, voire mettant leur vie en danger. Pour eux, la médecine ne peut souvent plus grand-chose. Elle n'est pas toute-puissante, et elle ne peut donner que ce qu'elle possède : le raisonnement et la démarche scientifique et rationnelle.

De la nécessité d'une information claire

Partant de là, je me suis dit qu'il serait utile d'expliquer les choses simplement et sans parti pris. Si je peux contribuer à rassurer en transmettant les informations qui sont connues, sans concession sur la rigueur scientifique et la qualité des analyses, cela pourra permettre à certains patients de ne pas tomber dans la défiance par rapport à la médecine. Bien sûr, on ne peut pas répondre à toutes les questions, mais cette démarche scientifique repose sur l'analyse des phénomènes observés, sur les études réalisées, sur les expérimentations et sur les déductions rationnelles que l'on peut en faire.

À l'origine du processus, il y a donc des interrogations, des hypothèses : la maladie de Lyme peut-elle provoquer tel ou tel symptôme ? Sommes-nous face à une épidémie ? Est-ce que la bactérie persiste dans l'organisme ? Est-ce que notre système immunitaire parvient à l'éliminer ou non ? Autant de question pour lesquelles nous n'avons pas toujours des réponses claires à avancer, et d'hypothèses qui ne restent ni confirmées ni éliminées. Pour la maladie de Lyme, les questions posées sont intéressantes. Néanmoins, tant qu'on ne peut pas apporter de réponse scientifique, il ne peut pas y avoir de certitude. Et si l'on considère une hypothèse comme une vérité, alors il y a danger : danger de se tromper, de faire le mauvais diagnostic, de donner le mauvais traitement. Aujourd'hui, beaucoup de théories et d'hypothèses se développent sur des fondements manquant de rigueur scientifique, ce qui alimente la polémique qui ébranle le monde de l'infectiologie. Alors, à défaut d'avoir des réponses à toutes les questions posées, on se base sur des arguments qui vont faire pencher notre conviction d'un côté ou de l'autre.

C'est cette démarche que j'ai souhaité aborder dans cet ouvrage : dire ce que nous savons, dire ce que nous pensons savoir et à partir de quels arguments, et dire aussi parfois ce que nous ne savons pas, et cela même si certains avancent des hypothèses parfois fantaisistes pour vouloir à tout prix trouver une explication au problème des patients. Sur ce principe de réflexion, on peut clairement affirmer qu'il n'y a pas d'arguments laissant à penser que nous sommes face à une épidémie, ni que nous sommes confrontés à une maladie chronique et incurable. J'espère ainsi contribuer à dédramatiser le débat et à démystifier le sujet. Contribuer à rassurer les patients en leur apportant les connaissances scientifiques est un point important de l'équilibre de chacun, et est parfois la première étape de la reconstruction pour ceux qui sont fragilisés par l'inquiétude et l'angoisse. C'est globalement ce qui est proposé ces dernières années sur les recommandations du plan national 2016 du ministère de la Santé. Cette démarche n'est pas toujours comprise, et elle est parfois difficile à mettre en œuvre tant les convictions des uns et des autres sont profondément ancrées. Rationaliser et expliquer, cela prend du temps, nécessite une confrontation souvent difficile et longue entre spécialistes et experts, mais peut se révéler fructueux. Rassembler nos connaissances et en faire la synthèse est à la fois nécessaire et tellement difficile. Des milliers d'articles scientifiques ont été publiés sur la maladie de Lyme. Des bons et des moins bons. Il faut en faire l'analyse, pour en garder les éléments les plus utiles et ceux qui s'appuient sur les certitudes les plus criantes. Le tri appelle un esprit critique et génère par conséquent des grincements de dents, car qui dit critique dit aussi frustration, vexation et parfois foire d'empoigne. Par exemple, un protocole national de diagnostic et de soins était l'une des attentes du plan national. Ce protocole est le fruit d'un échange entre différents intervenants n'ayant pas toujours les mêmes vues sur la maladie. Il a permis d'établir des conduites à tenir qui seront utiles pour certaines situations : piqûres de tique, formes classiques de la maladie de Lyme, autres infections transmises par les tiques… Sur d'autres points, en revanche, il n'y a pas eu de consensus, par exemple sur des symptômes chroniques secondaires aux piqûres de tique, car les données scientifiques sont insuffisantes pour proposer une prise en charge acceptée par tous. Obtenir une synthèse de qualité est important, et il n'y a qu'à ce prix qu'on pourra apporter une aide réelle à nos patients.

Une question reste en suspens : pourquoi cette maladie intrigue-t-elle et dérange-t-elle autant ? Cela relève peut-être aussi de nos phobies et de nos peurs ancestrales. Pas rassurant de se faire inoculer un poison insidieux et difficile à détecter par une bestiole plus petite qu'une tête d'épingle et qui se repaît de notre sang tout en le contaminant. De quoi toucher le subconscient au plus profond de notre être… Mais ne nous laissons pas abattre : élargissons nos connaissances et rebellons-nous contre ce mal étrange. Apprenons à prendre du recul pour mieux comprendre et mieux nous protéger.

Une polémique qui n'a plus grand-chose de scientifique !

C'est la mi-juillet. Comme d'habitude, on attend avec impatience cette période pendant laquelle l'administration se met en estive. Le nombre de réunions et de tâches administratives chute aussi vite en cette saison que les cerises bien mûres. Comme d'habitude, on compte sur cette période pour finir une masse de choses restées en suspens avant de décrocher et de partir en congé. Et, comme d'habitude, les choses n'avancent pas aussi vite qu'on le souhaite car, contrairement à l'homme, les microbes ne prennent pas de vacances et le service fonctionne à plein rendement.

C'est dans ce contexte que, la veille d'un long week-end, on apprend avec une certaine fébrilité la gestation d'une nouvelle polémique sur la maladie de Lyme. On a fini par prendre l'habitude de publications régulières dans les médias qui ne sont pas toujours très représentatives de notre quotidien.

Les médecins accusés de déni

À lire ces papiers, on ne ferait rien, on ne serait pas au courant de cette infection. On serait même dans le déni.

Lors de mes études de médecine, le déni était surtout associé à la grossesse : un ventre qui gonfle, des règles qui cessent, bref tous les signes qui font penser à une grossesse mais une patiente qui refuse obstinément l'évidence. Aussi, lorsqu'une part de nos consultations est consacrée aux patients atteints de la maladie de Lyme, quand on fait cours à des étudiants en médecine ou en pharmacie, à des médecins installés, quand on tient des conférences pour le grand public, quand on fait de la recherche sur cette infection, on n'a vraiment pas l'impression de ne « rien faire ». Est-ce qu'on s'y prend mal ? Certainement ! Mais pourquoi parler de déni ? Personne n'a jamais nié l'existence de cette infection. Qu'on ne partage pas les convictions de certaines personnes, on peut le dire, on peut même l'affirmer, voire le revendiquer. Mais, pour notre part, cette différence de conception repose sur la lecture des articles scientifiques, sur l'échange entre collègues alsaciens, français et européens, sur notre expérience. Alors pourquoi parler de déni ? Ceux qui prétendent cela ne savent pas ce que nous faisons au quotidien. On nous prête des pensées qui ne sont pas les nôtres. Voilà mon sentiment en cette veille de week-end au moment où l'on me parle d'une nouvelle vague de médiatisation.

La vague débute par ce frémissement : des collègues auraient vu ce matin « Lyme » dans le grand titre de *l'Obs*. Et puis, deux ou trois messages des correspondants médecins généralistes habituels et bien informés : « Il y aurait un nouvel article sur Lyme : tu es au courant ? », « Que faut-il penser du nouveau numéro de *l'Obs* ? », « Encore un truc qu'il va falloir expliquer tranquillement à nos patients angoissés : ils n'ont vraiment pas besoin de ça pour gagner en sérénité »…

Je rencontre mes collègues du service dans les couloirs pour notre staff matinal : on échange entre nous :

– Tu as vu *l'Obs* ?

– Non, je vais l'acheter en sortant du boulot…

– Tu crois qu'ils l'ont déjà à la cafétéria de l'hôpital ?

– Je verrai ça ce soir chez moi…

Notre réunion matinale permet de faire le point sur les patients admis la veille et la nuit dans le service. Tous sont passés en revue. On discute avec les internes, on voit si la prise en charge initiale était satisfaisante. On adapte s'il le faut, rapidement, et on refait le point. On discute des problèmes d'organisation de la nuit : encore des patients admis dans des lits piqués au service de chirurgie pour décharger les urgences. Qu'est-ce qu'on va faire de celui-là ce matin : on peut le transférer en médecine ? On s'en occupe en chirurgie ?

Une fois les principes mis en place, je retourne dans mon bureau sans parvenir à me défaire de cette idée : de quoi vont-ils encore parler dans *l'Obs* ? Quels arguments les journalistes vont-ils relayer ? Je n'étais pas au courant : aucun de nous ici, à Strasbourg, n'a été contacté, pas plus que mes collègues infectiologues ailleurs en France. Ce n'est pas bon signe. Cela signifie en général que le journaliste n'a entendu qu'un seul des deux partis qui s'opposent, sans confronter les deux positions. Il faut reconnaître que ce n'est pas son rôle de vérifier la qualité scientifique de ce qu'il avance, mais, de notre point de vue, ce serait préférable pour ne pas laisser le champ libre à des interprétations parfois infondées ou à considérer des hypothèses comme des faits établis. Le journaliste est là pour relayer la parole des uns et des autres (en l'occurrence, il semble que ce soit celle des autres), il est dans son rôle, celui de donner des informations. Il n'est pas censé faire des analyses, d'autant que les compétences scientifiques des journalistes leur permettent rarement de faire l'analyse critique de la plupart des articles médicaux !

N'y tenant plus, je fais demi-tour dans les longs couloirs du nouvel hôpital civil de Strasbourg. Un passage dans l'ascenseur (il n'y a plus d'escaliers…), un deuxième long couloir, et me voici à la cafétéria, encore peu fréquentée à cette heure de la matinée. Et là, pas de doute : elle est là ! En tête de gondole ! Une énorme tique me regarde, droit dans les yeux, pointant son rostre meurtrier vers moi ! Le titre me foudroie : « L'épidémie qu'on vous cache. » Accablé par cette accroche destinée à un public inquiet et mal informé, je n'ai qu'une seule envie : faire demi-tour et aller retrouver mes patients pour faire mon travail d'infectiologue, que je pratique et que j'aime depuis des lustres ! Bon, je prends mon courage à deux mains, et mon portefeuille à deux doigts pour l'alléger des quelques euros demandés. Le sourire en coin du patron de la cafétéria qui me tend le journal et prend l'argent en dit long. Depuis le temps que je prends mon casse-croûte à midi chez eux, il me connaît…

– Ils parlent de vous dans *l'Obs* ?

– Je ne préférerais pas, dis-je en lui rendant son sourire.

Fébrile comme un enfant qui s'attend à se faire crucifier par son professeur à l'issue d'un devoir raté, je me demande ce que vont me révéler les pages consacrées au sujet sur la maladie de Lyme. Ni tenant plus, je les parcours des yeux tout en continuant à galoper à travers les couloirs pour me réfugier dans mon bureau. Je bouscule quelqu'un devant l'ascenseur et lui lance un négligent : « Pardon monsieur… » Les premiers mots de l'article résonnent comme autant de défis à relever : « tests déficients ! », « pathologie sous-estimée ! », « silence des autorités ». Vient ensuite le témoignage d'une personne que je ne connais pas, pas encore. Vite, sortir de cet ascenseur cruellement étroit.

Arrivé dans mon bureau, je ferme la porte et m'isole pour réfléchir tranquillement à cette ultime provocation : comment faire comprendre que ce que nous connaissons au travers des centaines de patients que nous voyons n'est pas ce qui est décrit par les témoignages de l'article ? Ces patients qui relatent ce qui leur arrive ne sont pas des menteurs, mais l'énergie et la foi qu'ils mettent dans leur façon de raconter leur histoire semblent traduire une vérité indiscutable. S'ils ont été « malmenés » par leur médecin, s'ils n'ont pas été entendus à titre personnel et individuel, peuvent-ils pour autant remettre en cause les données de la science en lançant des alertes dont le fondement est bien critiquable ? Les autres, ceux que nous voyons en consultation, n'auraient-ils pas la même importance ? Ceux qui disent qu'ils ont guéri de la maladie avec le traitement antibiotique classique de trois semaines, ceux qui nous remercient de les avoir rassurés car ils commençaient à psychoter devant tout ce qu'ils lisaient sur les forums Internet, ceux à qui on diagnostique une autre pathologie que l'on traite de façon adéquate, toutes ces personnes seraient-elles des illusions ? Je me sens tout à coup comme Antoine Griezmann, notre joueur national, sur la photo occupant deux pages de l'hebdomadaire avec pour commentaire : « Un instant de solitude… » Le cliché représente Griezmann, mains sur les hanches, au milieu

> d'une horde jubilatoire de joueurs de l'équipe adverse venant de marquer un but. J'ai clairement l'impression d'être dans l'équipe opposée à celle qui fait feu de tout bois sur la maladie de Lyme et qui jubile d'avoir marqué un point en publiant ces témoignages dans *l'Obs*. Mais il ne s'agit pas de jeu, ni de sport. Il s'agit d'aider des patients en détresse, et ce ne sont pas des propos comme « scandale sanitaire », « interné avant d'être diagnostiqué » (quel diagnostic ? Curieux, ce n'est pas précisé…) ou « contagion en chaîne » qui vont aider… Rien de tout cela n'appelle la sérénité, dont nous avons pourtant tellement besoin. Et dire que ce soir je fais une conférence sur la maladie de Lyme pour les randonneurs dans un village alsacien : le débat promet d'être animé !

Je reprends mes esprits devant ces témoignages désespérés. Les questions que soulèvent ces patients sont réelles, mais les réponses apportées sont-elles exactes ? Les réponses sont-elles adaptées à l'angoisse que peuvent développer les personnes inquiètes de leur état de santé (mais qui ne l'est pas ?) à la lecture de *l'Obs* ? Un médecin passe au moins autant de temps à rassurer qu'à analyser et à proposer des traitements. En effet, il faut savoir faire la part des choses entre des symptômes dits « fonctionnels », qui ne sont pas révélateurs d'une maladie, et des symptômes qui peuvent révéler une maladie grave. C'est un exercice difficile, plein de paradoxes et de contradictions, voire source d'erreurs, mais les médecins (surtout les généralistes) ont pour la plupart fini par exceller dans cet art. Là où les choses se compliquent, c'est quand la médecine tient son rôle de vigile de la santé : on incite les gens à mesurer les risques liés à une alimentation non équilibrée, à l'environnement pollué, aux stress générés par notre société… Être vigilant aux risques d'un côté tout en sachant ne pas s'affoler de l'autre, c'est parfois difficile à comprendre et à maîtriser !

Dans ce contexte, que signifie un témoignage sur l'ensemble d'une population ? Le journalisme a la particularité de pouvoir utiliser des exemples pour frapper nos esprits. Plus les exemples sont marquants, plus le message est fort. Nous acceptons tous ce principe : on se laisse émouvoir par la photographie d'un enfant mort dans les bras d'un secouriste, et c'est tout le scandale des réfugiés qui devient insoutenable. L'esprit humain est ainsi fait : il lui faut des histoires individuelles et tristes pour provoquer cette émotion qui est l'essence de notre moteur. Quand on met en avant les histoires individuelles, on choisit celles qui marquent par leur capacité à jouer sur nos sentiments : les journalistes préfèrent relater des histoires d'enfants, des histoires de sacrifice, tout ce qui permet d'émouvoir. Le message est plus fort quand celui qui l'écoute arrive à se projeter de façon personnelle. Malheureusement, c'est aussi parfois au détriment de la vérité, qui est transformée par l'impact émotionnel.

La médecine, elle, fait une analyse plus rationnelle des faits. Elle ajoute une dose marquée de calculs statistiques, qui ne contribueront en rien à convaincre le patient, le tout étant souvent asséné avec un rien de mépris pour l'« ignorant ». Il ne faut donc pas s'étonner qu'il y ait de la rébellion chez nos patients, mais cela ne signifie pas qu'il faille se contenter d'informations incomplètes, parfois faussées par des analyses partiales. Que faire ? Magazine en main, je décide de faire cette analyse et d'essayer de comprendre comment et pourquoi nous en sommes arrivés là !

L'analyse

Reprenons les uns après les autres les différentes structures qui permettent aux théories défendues dans *l'Obs* de tenir debout comme une maison et sa charpente tiennent sur les fondations et les murs porteurs. Dès le premier paragraphe, on peut synthétiser l'approche à travers trois aspects : la maladie, le malade et la société. Comment chacun de ses aspects joue-t-il un rôle pour échafauder une nouvelle conception de la maladie ? Pour lier tout cela, on trouve un ciment très solide, celui de la rumeur, du complot, du sous-entendu, qui autorise toutes les pensées, même les plus déviantes : le silence des autorités sanitaires. Si on ne parle pas, c'est qu'on a des choses à cacher ! Ce qu'on oublie parfois, c'est que la parole des autorités n'est pas forcément relayée par les médias : il faut aller la chercher, et cela coûte du temps et de l'énergie. En l'occurrence, il n'y a ni silence des autorités ni scandale sanitaire, mais tout simplement une incompréhension, un terrible jeu de cache-cache où le patient ne sait plus à qui se vouer : ceux qui parlent fort, mais pas toujours juste, ou ceux qui chuchotent et n'arrivent pas à se faire entendre ?

On va essayer de démêler cet inextricable ensemble de témoignages et de publications scientifiques pour arriver à y voir plus clair. Le plus paradoxal, c'est qu'il n'y a pas de conflit au départ de l'histoire : tout le monde s'entend bien pour parler d'une maladie provoquée par une bactérie transmise par les tiques. Tout le monde s'entend pour dire que la maladie qui en résulte mérite une prise en charge efficace par l'administration d'antibiotique. Tout le monde s'entend pour dire qu'il persiste des zones d'ombre dans la connaissance de cette maladie, comme c'est le cas pour de nombreuses autres affections, parfois bien plus fréquentes et inquiétantes pour notre société (maladie d'Alzheimer, cancers...). Enfin, tout le monde s'entend pour dire que les outils dont nous disposons sont imparfaits et que le diagnostic peut se révéler difficile. Alors pourquoi tant de controverses ? Les raisons sont certainement à chercher dans notre culture médicale, dans nos racines personnelles et au sein des comportements influencés par notre société. Il faut en tout cas chercher dans notre approche personnelle de la maladie, de la vie, et, pour certains médecins, de la médecine pour arriver à y voir plus clair. Mais une chose me semble fondamentale au-delà de toutes les discussions que l'on peut avoir. Tout courant de pensée doit être pris en considération, à la condition expresse qu'il ne repose pas sur des mensonges et des tromperies. Il n'est pas dans mon objectif de prouver qu'il y a mensonge. C'est le travail de la justice, travail sur lequel je ne reviendrai pas dans ce livre. Je vais plutôt essayer d'élaborer une stratégie pour prendre à bras-le-corps cette polémique. De l'ignorance naissent les croyances. Seul un regard serein et bien renseigné peut montrer le chemin à suivre vers la connaissance.

La maladie

Un chirurgien, fraîchement sorti de son bloc, comme en témoigne la trace du masque opératoire sur ses joues, est venu voir un patient dans notre service. Je croise son chemin devant mon bureau. Il m'interpelle :

– Dis donc, Yves, c'est quoi cette maladie de Lyme dont tous les journaux parlent ?

Même lui, qui a franchi la porte du bloc avant 7 heures ce matin, est au courant de tout ce ramdam !

– Vous n'aviez pas d'autres sujets de discussion pendant tes interventions ?

– C'est l'infirmière du bloc qui a mis le sujet sur le tapis. Elle connaît un voisin très atteint, qui ne sort quasiment plus de chez lui à cause de cette maladie. Tu sais que, pour moi, c'est loin de mon quotidien, les infections ; moins on en voit en chirurgie et mieux on se porte, me lance-t-il avec un clin d'œil. Alors, rappelle-moi, c'est dû à quoi de nouveau, la maladie de Lyme ? C'est pas une sorte de spirotruc ? Un ersatz de syphilis, un tréponème en quête de bonne conscience ou quelque chose comme ça ? Il n'a pas tort, mon collègue. Je crois que les gens ne savent plus trop de quoi on parle quand on dit « maladie de Lyme ». Bien définir une maladie, c'est la première étape d'une approche scientifique. Dans ma quête pour comprendre, j'en viens à me demander si associer une maladie à une cause précise est un avantage ou un inconvénient.

Bien définir la maladie de Lyme

En médecine, il est habituel de vouloir comprendre le mécanisme d'une maladie. Dans le domaine de l'infectiologie, ce mécanisme est souvent d'une grande précision, car les agents infectieux peuvent être mis en évidence plus ou moins facilement. Cela permet d'attribuer à chacun d'eux un type précis de manifestations. Chaque maladie infectieuse est ainsi associée à son agent pathogène. La syphilis est en rapport avec la présence de *Treponema pallidum,* le sida avec le VIH, le paludisme avec la présence du parasite *Plasmodium*… On pourrait poursuivre cette liste de façon presque interminable ! Ce sont les bases mêmes de la médecine qui ont ainsi été définies dès le XIXe siècle ; elles ont permis de comprendre les infections, et surtout d'élaborer le traitement adapté à chacune d'elles.

Il ne paraît pas souhaitable de remettre en cause ces principes, qui ont largement fait la preuve de leur intérêt et qui ont contribué à sauver tant de patients. Il paraît par conséquent indispensable de pouvoir continuer à associer une maladie définie cliniquement à l'agent infectieux qui en est la cause. C'est ainsi qu'il serait certainement préférable d'utiliser le terme de « borréliose de Lyme » plutôt que « maladie de Lyme », car il signe bien le rôle de la bactérie *Borrelia* dans les manifestations cliniques qui sont décrites. Il existe souvent une confusion entre la borréliose de Lyme et les risques liés à la piqûre de tique : d'autres agents infectieux peuvent être transmis par les tiques, mais il s'agit alors d'autres maladies, avec des symptômes qui sont en rapport avec les effets pathogènes d'autres agents infectieux. Il n'y a aucune raison de penser que c'est la tique elle-même qui est à l'origine des manifestations cliniques dans le cadre de la maladie de Lyme. Elle joue seulement le rôle de vecteur. Ce rôle est néanmoins fondamental pour *Borrelia,* car la tique ne se limite pas à l'inoculation de l'agent, elle fait aussi entrer en jeu ses capacités de compétence vectorielle : il s'agit de permettre à l'agent infectieux de se mettre dans les meilleures conditions pour diffuser et se propager à l'intérieur de l'hôte contaminé.

Ce point est important à préciser en raison de la confusion qui existe entre la borréliose de Lyme, en rapport avec l'infection à *Borrelia,* et des manifestations dues à d'autres agents transmis par les tiques. Comme l'agent infectieux est différent, il est logique de s'attendre à des manifestations différentes de celles qui sont décrites dans la maladie de Lyme. Ce point est confirmé par la grande majorité des études réalisées chez des patients présentant des symptômes à la suite d'une piqûre de tique. En effet la plupart des infections autres que *Borrelia* provoquent de la fièvre dans des contextes d'infection aiguë (les manifestations ne persistent pas à long terme). C'est le cas des infections comme les anaplasmoses, les babésioses, les rickettsioses, la tularémie, les encéphalites à tique... Les manifestations cliniques décrites au cours de la maladie de Lyme sont bien associées dans la majeure partie de l'expérience rapportée par les médecins à la présence de *Borrelia,* et non à d'autres agents pathogènes.

Le rôle de la tique dans cette histoire

La tique ! C'est peut-être bien elle la coupable... Est-ce que vouloir comprendre la maladie à travers sa cause ne m'éloigne pas du réel problème, la tique ? Car, bien au-delà de la maladie de Lyme due à *Borrelia,* les détracteurs des théories basées sur l'observation scientifique avancent que la source du problème serait bien plus la tique que la borréliose, cette dernière n'étant qu'une partie des menaces que représente la tique. En d'autres termes, même si on n'identifie pas de traces de bactéries de type *Borrelia,* la tique resterait malgré tout la cause de tous les maux. C'est bien pratique pour étayer la théorie selon laquelle les tests de la maladie de Lyme ne seraient pas fiables : s'ils sont négatifs pour détecter *Borrelia,* on va prétendre que c'est un autre agent pathogène, toujours transmis par la tique, qui est la cause des problèmes de nos patients. La tique reste LA coupable. Je me pose cependant une question : pourquoi pas le moustique, pourtant bien vecteur d'autres infections, ou la mouche, que nous côtoyons, ou d'autres animaux, voire des aliments avariés ou que sais-je encore ? Cette focalisation sur la tique a amené à imaginer un tableau, appelé « symptomatologie polymorphe post-piqûre de tique » et décrit dans le rapport récent de la Haute Autorité de santé[1], où même la notion de piqûre n'est pas considérée comme obligatoire puisqu'on parle de « possible » piqûre de tique. Sacré paradoxe ! Comment peut-on attribuer un tableau clinique quand on ne sait pas si le patient a été piqué ou non ? Le mystère s'épaissit, la logique se dérobe sous mes pieds.

Que nous ont fait les tiques pour avoir droit à cette haine ? Nous vivons avec elles depuis que l'être humain existe, et nous avons survécu à leur voisinage. Je me rappelle que, dans les années 1970, mes grands-parents habitaient une petite maison au bord de la forêt à l'extrémité de l'agglomération strasbourgeoise, où ils avaient un jardinet… et un gros chat. Celui-ci était considéré comme le garde-manger régulier des tiques. Du coup, j'ai rencontré mes premières tiques dès mon plus jeune âge. Je me souviens combien elles étaient à la fois impressionnantes, et même dégoûtantes, surtout quand elles s'étaient gorgées de sang. J'ai appris à retirer les tiques sur moi-même. À l'époque, c'était avec les doigts ; je m'appliquais ensuite à les écraser avec une pierre pour entendre ce petit craquement que faisait l'explosion de leur corps sous la pression : petit plaisir sadique d'enfance ou prémices de mon avenir professionnel, qui sera de faire la peau aux tiques ?

Moi non plus je n'aime pas ces petits êtres bien trop proches de nous. Le fait que les tiques puissent se planter dans notre peau pour y absorber notre sang, n'est-ce pas là une expérience horrifiante ? Ne serait-ce pas cette forme de phobie des tiques qui nous amènerait à leur faire porter la responsabilité de tant de maux ?

Le terme « maladie de Lyme » regroupe, pour certains, un ensemble de manifestations chroniques (donc persistantes dans le temps) dont l'origine réelle reste assez floue, mais dont le point commun semble être la notion de piqûre de tique. Pourtant, ce seul point me semble insuffisamment précis pour définir une maladie. En effet, l'événement « piqûre de tique » reste d'une grande banalité, et il nous paraît peu réaliste de baser dessus la définition d'une maladie. Plus de 80 % des patients habitant une région rurale d'endémie se souviennent avoir déjà été piqués au moins une fois au cours de leur vie (donc sans prendre en considération des piqûres passées inaperçues). De façon globale, l'enquête Baromètre santé 2018 montre que, dans la population générale, plus de la moitié des personnes interrogées se sentent exposées aux piqûres de tique[2]. Si l'on considère d'autre part que le délai entre la piqûre et le début des manifestations peut être très long (plusieurs années), il devient déraisonnable de vouloir rattacher les deux événements : avec de tels délais, comment peut-on affirmer qu'une manifestation donnée est la conséquence d'un événement aussi banal qu'une piqûre de tique survenue quelques années auparavant ?

Notre société doit en vouloir vraiment beaucoup à la tique pour lui faire endosser tant de responsabilités de façon aussi arbitraire. Elle est la coupable idéale, jetée à la vindicte populaire : elle se nourrit de notre sang alors que nous pratiquons des activités « nature », saines et conseillées par notre société. Elle s'accroche de façon très efficace et va ainsi échanger le sang d'un autre animal, ingéré lors d'un repas précédent, à notre propre sang. Il y aurait presque un goût de pacte diabolique scellé dans ce mélange de deux sangs ! Elle est terrée au ras du sol et nous guette sans bruit : comment se défendre contre cet ennemi invisible, capable d'attendre des mois, voire des années, pour nous surprendre ! La tique nous rappelle peut-être que l'être humain est en danger quand il est dans un endroit comme la forêt, un peu livré à lui-même, loin de ses congénères. Ce devoir d'aller s'émanciper dans la nature est sanctionné par un danger sournois. Il nous rappelle que la forêt n'est peut-être pas ce bel endroit paradisiaque dont nous rêvons, puisque cet être maléfique s'y cache. Je pense que la force symbolique de la tique est profondément ancrée dans notre esprit. Elle en devient une coupable idéale !

Alors, cette tique peut-elle vraiment provoquer des maladies chroniques et mystérieuses ? Dans la définition même des maladies attribuées à la tique, il n'y a aucun élément objectivable permettant de faire le lien entre des symptômes chroniques et la piqûre de tique, rien qui ne permette de détecter la moindre trace du passage de la tique, aucun test biologique perturbé (sinon des tests dont la valeur n'a jamais été évaluée et, pour certains, dont la méthode est plus que scientifiquement douteuse), aucun signe de souffrance d'un tissu précis dans l'organisme, en particulier ceux qui sont douloureux (aucune atteinte de la structure osseuse ou de cartilage en cas de douleurs articulaires, aucun dysfonctionnement objectif d'un organe). On construit une explication sur des convictions qui se basent sur une simple observation chronologique entre deux événements : la piqûre et le début des symptômes ressentis. En l'absence de lien de causalité évidente, on se contente d'une interprétation très libre dénuée d'arguments solides. On laisse une place importante à l'imaginaire : et qui me dit que cette piqûre n'a pas pu me transmettre la maladie dont je souffre ? Et qui nous dit que cette bactérie n'est pas présente au fond de notre organisme ? On cultive le mystère et on remue la peur de l'inconnu.

Des définitions qui entretiennent la confusion

Borrelia serait tapie au fond de notre corps comme la tique l'est au fond de la forêt. Moins on lève le voile sur ce mystère et plus il peut perdurer, et même se développer. On a tout intérêt à cultiver le mystère si on veut qu'il survive. On imagine des maladies causées par les tiques sans pouvoir leur attribuer de cause précise. On parle alors de « crypto-infection », terme pour le moins imprécis, qui laisse une grande part à l'imaginaire et qui suggère que nos maux seraient dus à des infections cachées… une hypothèse tout aussi impossible à démontrer qu'à éliminer puisque, par principe, l'agent causal est caché : si on ne le trouve pas, ce n'est pas parce qu'il n'existe pas, mais parce que nous n'aurions pas les moyens de le détecter… On peut lire une démonstration clairement expliquée par Gerald Bronner dans *la Démocratie des crédules*[3], au travers de l'expérience de Wason : elle démontre que notre raisonnement est plutôt orienté par la confirmation d'un phénomène, mais que nous sommes peu enclins à chercher une infirmation du même phénomène, ce qui peut mener à des erreurs de déduction. Cette absence de recherche d'infirmation est appelée « avarice cognitive », car elle nécessite un investissement important en temps en faisant appel à un processus méthodique de connaissances. Il en résulte que ce processus « nous conduit souvent à endosser des croyances douteuses mais relativement convaincantes, parce que nous n'avons pas la motivation de devenir des individus connaissants ». Pour la maladie de Lyme, le fait d'attribuer des symptômes chroniques aux conséquences de la piqûre de tique est a priori assez séduisant. En effet, on sait bien que la maladie de Lyme peut provoquer des manifestations tardives qui perdurent tant qu'il n'y a pas eu de traitement adapté, que ces manifestations peuvent s'accompagner d'un état de fatigue et que le diagnostic de cette maladie n'est pas fiable à 100 % (comme pour beaucoup de tests diagnostiques en médecine, mais seules les personnes ayant une vision globale de la médecine peuvent appréhender cela). Alors pourquoi ne pas penser que cette hypothèse de symptômes chroniques faisant suite à une piqûre de tique est une hypothèse plausible ? Tout simplement parce que des éléments viennent l'infirmer : pas de *Borrelia* détectée chez ces personnes manifestants des signes chroniques, pas de traces d'autres infections pouvant expliquer les symptômes, pas de manifestations indirectes d'une quelconque réponse inflammatoire qui pourrait témoigner de la présence d'un agent infectieux, pas de stigmates d'une incompétence du système immunitaire qui pourrait expliquer pourquoi l'éventuel pathogène ne serait pas éliminé.

Revenons par exemple sur le tout récent rapport de la HAS, dans lequel est créée une entité appelée « symptomatologie persistante après possible piqûre de tique » (SPPPT), et faisons l'analyse des arguments menant à la création de cette entité. Cette dénomination est en fait la reprise d'un concept plus ancien, le syndrome polyorganique post-morsure de tique, ou TAPOS. Ces entités ont pour vocation de définir une maladie chez des patients ayant des symptômes chroniques et répondant à cette définition très large : notion d'une manifestation chronique survenant dans les suites d'une piqûre de tique pouvant être ancienne. Les manifestations définissant ces entités rejoignent les critères habituels de la maladie de Lyme, mais avec une grande différence : lorsqu'on parle de douleurs articulaires dans le cadre du syndrome post-piqûre de tique, il s'agit d'un symptôme subjectif ; pour les critères de borréliose de Lyme, les douleurs articulaires doivent s'accompagner de signes inflammatoires objectivés (gonflement et chaleur articulaires), ce qui est bien plus restrictif mais plus précis. En effet, les douleurs articulaires peuvent avoir pour origine des affections très diverses et communes. Par exemple, un patient souffrant d'arthrose du genou va ressentir des douleurs chroniques qui n'ont pas plus à voir avec la borréliose de Lyme qu'avec le syndrome post-piqûre de tique car elles sont le fait d'une usure des cartilages. Aucune antibiothérapie n'a jamais permis d'améliorer ces symptômes liés à l'arthrose, et il devient hasardeux de considérer que des douleurs articulaires peuvent être un critère suffisant pour classer les symptômes d'un patient dans la catégorie « manifestations post-piqûre de tique ». Il est important de s'appuyer sur des critères précis pour pouvoir faire des diagnostics précis. Le principe d'exiger la présence de signes inflammatoires pour parler de maladie de Lyme repose sur une constatation très simple : les situations pour lesquelles *Borrelia* a vraiment pu être mise en évidence dans les articulations des patients correspondent à chaque fois à des situations où les articulations étaient « inflammatoires » (chaude, gonflées et douloureuse). Il est donc logique d'utiliser ces critères pour définir la borréliose de Lyme, et non de se contenter de douleurs sans autres précisions ou de signes inflammatoires pouvant être en relation avec d'innombrables autres diagnostics. C'est tout le défi de la médecine dite « clinique » : pouvoir, avec des éléments simples, orienter le diagnostic au plus juste sans s'égarer dans des directions diverses et variées.

De même, un signe neurologique, quel qu'il soit, est considéré comme étant une manifestation suffisante pour envisager une manifestation post-piqûre de tique. Dans les études qui évaluent l'évolution de ces patients, on voit que nombre d'entre eux présentent des paresthésies, c'est-à-dire des sensations de fourmillements dans les membres, or nous avons tous déjà ressenti ce type de troubles, ne serait-ce que quand on se réveille après avoir dormi sur son bras en flexion. Il est alors très facile de faire passer ces paresthésies pour des manifestations post-piqûre de tique, alors qu'elles ne font la plupart du temps que révéler la souffrance passagère d'un nerf en raison d'une mauvaise position. Même si le fait de mobiliser le membre permet de faire rentrer les choses dans l'ordre, il s'agit bien d'une paresthésie susceptible de faire croire au patient qu'il pourrait être atteint d'une réelle maladie.

Ces définitions peu précises contribuent donc largement à rendre les choses confuses et amènent souvent les patients à envisager un diagnostic de « maladie de Lyme » au vu de la liste des symptômes décrits au cours de ces manifestations post-piqûre de tique. Ces derniers, extrêmement variés, englobent même des troubles cardiologiques, comme l'arythmie ou l'hypertension artérielle. Constater des symptômes cardiologiques de ce type chez un patient ne signifie pas qu'ils peuvent être utilisés comme critères définissant la maladie elle-même. En effet, l'hypertension artérielle peut être provoquée par de nombreux phénomènes extérieurs à cette maladie. Il est fondamental de comparer le taux de présence d'un signe donné chez les patients présentant une maladie au taux de présence du même signe chez des personnes ne souffrant pas de cette affection. Cette comparaison n'a jamais été réalisée dans le cas de la maladie de Lyme, empêchant toute conclusion rationnelle.

Les critères retenus pour cette affection manquent par conséquent de précision. Ils sont trop larges et trop « permissifs » pour permettre de définir avec précision la maladie, pour permettre de différencier une borréliose de Lyme d'une maladie provoquée par une piqûre de tique mais non attribuée à une cause précise. Comment comprendre ce que signifie l'expression « symptômes persistants post-piqûre de tique » et ce qui se cache derrière elle ? Tout le monde finit par s'y perdre, et c'est regrettable !

Le raisonnement et la déduction scientifiques sont des routes parfois tortueuses, semées d'embûches, pour lesquelles l'intuition n'est pas reconnue comme une variable digne de considération. Pour une intuition juste, combien d'intuitions fausses ont contribué à égarer les scientifiques dans des voies ne menant nulle part ? Ces mauvaises intuitions, personne n'en parle, c'est normal : mieux vaut les oublier…

Borréliose de Lyme et déficit immunitaire

Dans 5 minutes, je dois me rendre à notre réunion de concertation pluridisciplinaire (RCP) consacrée aux déficits immunitaires. Ce n'est pas que je sois très compétent en immunologie, mais la confrontation est utile entre ceux qui comprennent notre système immunitaire… et les autres. Deux mondes différents. La complexité du système immunitaire est proportionnelle à son rôle dans notre vie : énorme ! Il influe forcément sur tous les agents infectieux que nous rencontrons, qu'ils s'appellent staphylocoque, grippe ou *Borrelia.* Parfois, il s'en débarrasse, d'autres fois il est dépassé et, d'autre fois encore, il arrive à maîtriser le développement des agents infectieux. En tout cas, sans lui, n'importe quelle infection pourrait se développer. Les patients ayant un déficit du système immunitaire sont d'ailleurs de vrais réservoirs d'infections majeures ; leur vie est marquée par une succession d'infections ou autres manifestations dans lesquelles intervient l'immunité.

Lors de cette réunion, nous passons en revue les nouveaux patients chez qui nous suspectons un déficit immunitaire. Mes collègues immunologistes savent jongler avec les lymphocytes et les cytokines : du grand art ! Leur rôle, leur identification, les anomalies génétiques qui exposent à un dysfonctionnement, tout cela intervient et est discuté. Les manifestations des patients sont analysées. On identifie régulièrement des infections, parfois liées à des agents non pathogènes (pas capables de provoquer des maladies) chez des patients sans déficit immunitaire. On parle alors « d'infections opportunistes ». On analyse toutes sortes de paramètres du système immunitaire dans le sang, ce qui nous permet de comprendre ce qui dysfonctionne.

Les théories de déficit immunitaire fleurissent chez les personnes cherchant une explication à l'expression chronique de la maladie de Lyme. Pourtant, lors des analyses sanguines chez les patients présentant une maladie de Lyme, nulle anomalie identifiable. On a beau chercher du côté des lymphocytes et des cytokines, rien du côté d'un déficit immunitaire n'a pour l'instant pu être identifié comme étant associé à la maladie. La théorie est intéressante, mais elle n'est donc pas confirmée à ce jour… ce qui n'empêche pas certains de considérer le fait comme acquis.

L'immunologie touche à une approche fondamentale de la médecine portée sur la compréhension des phénomènes. Il y a toujours eu une sorte de concurrence entre les cliniciens, qui cherchent l'approche pratique face au patient et qui considèrent que le but est de guérir les malades, que l'on comprenne ou non ce que l'on fait, et les physiopathologistes, qui pensent que le meilleur moyen de trouver un remède à une maladie est de comprendre les mécanismes qui conduisent à cette maladie. Ces deux approches sont indispensables : seule la compréhension d'une maladie permet d'en déterminer les mécanismes, lesquels pourront aboutir à trouver les solutions, mais ce que l'on souhaite, au final, c'est bien la guérison des patients. Dans cette concurrence, celui qui comprend représente un peu l'intellectuel de la partie, celui qui est détenteur du savoir et qui veut imposer sa vision théorique à l'acteur de terrain, en l'occurrence le médecin de première ligne, plus pragmatique. Dans la polémique actuelle, cet enjeu a été bien compris et est utilisé de toute part. Pour défendre l'idée de maladie chronique, par exemple, on développe le concept de « maladie froide ». Il s'agit d'un principe qui s'oppose au fait qu'une maladie provoquée par un agent infectieux déclenche une réaction inflammatoire, expression de la réponse du système immunitaire à la présence d'un corps étranger dans l'organisme. Cette inflammation se traduit par divers signes : fièvre, douleurs, afflux sanguin sur le site de l'inflammation avec tuméfaction et augmentation de la température locale, augmentation de certaines protéines dans le sang, comme la protéine C-réactive (ou CRP, de l'anglais *C-reactive protein*). La notion de chaleur exprime une partie de ces symptômes. Dans les infections froides, cette réaction inflammatoire n'est pas présente, ou ne l'est qu'un peu, ce qui permet à l'agent infectieux de persister « tranquillement » dans l'organisme sans se faire agresser par le système immunitaire, sorte de cohabitation sans phénomènes inflammatoires. Les infections froides existent bel et bien, car nous vivons avec de nombreux micro-organismes. Les parasites, en particulier, sont bien adaptés à ce mode de persistance : on sait par exemple que le toxoplasme peut rester dans l'organisme en ne provoquant aucune lésion… tant que le système immunitaire arrive à le contenir. C'est là qu'intervient un deuxième concept qui est important dans les hypothèses qui alimentent la polémique : la notion d'efficacité du système immunitaire. En effet, pour étayer la notion d'infection froide et persistante, il faut partir du principe que le système immunitaire ne réagit pas comme il le devrait, c'est-à-dire en provoquant dès le début de l'infection une vive réaction permettant d'éliminer l'agent infectieux. Le micro-organisme persiste alors et provoque des infections lentes (chronicité). Pour argumenter cette hypothèse d'infection froide, on cherche donc des dysfonctionnements du système immunitaire, et on en trouve puisqu'il en existe dans toute infection ! En effet, quand nos défenses immunitaires sont efficaces, elles empêchent les infections de se développer ; s'il y a infection, c'est que le micro-organisme a réussi à se développer, au moins transitoirement, malgré la réaction immunitaire. En pratique, on peut ainsi distinguer deux situations.

- La première est celle d'une infection aiguë, comme la grippe : le virus arrive à se développer et à provoquer une maladie dans un premier temps, puis l'organisme parvient à l'éliminer pour permettre la guérison. En cas de déficit du système immunitaire, la grippe risque d'être plus sévère, voire mortelle.
- La deuxième est celle d'une infection dont l'organisme n'arrive pas à se débarrasser, comme la toxoplasmose : le parasite reste présent dans le corps du sujet, et rien ne se passe tant que le système immunitaire est actif. En cas de défaillance, en revanche, le parasite se développe et provoque la maladie.

Dans les deux cas, le fait de ne pas avoir de déficit immunitaire ne permet pas de régler le problème, mais la situation est plus difficile quand il y a déficit. L'état actuel de nos connaissances nous mène à penser qu'il en va de même pour la borréliose de Lyme : elle peut très bien se développer chez des patients n'ayant pas de déficit du système immunitaire et provoquer des infections tardives.

Lymphocytes mémoires, cellules B switchées, voie de l'interféron gamma, TAC… les noms s'enchaînent et mon attention baisse au fur et à mesure. J'en suis au troisième coup de fil pour avis depuis le début de la RCP. Comment garder sa concentration ?

– Allô ? Oui, vous êtes bien sur la ligne d'avis téléphonique infectiologique…

J'aurais dû y réfléchir à deux fois avant d'accepter de décrocher la ligne pour aider mon collègue, qui ne parvient pas à finir sa visite dans le service à cause des appels.
– Elle a de la fièvre ? Et vous voulez savoir quel antibiotique il faut mettre en place ? Mais il faudrait m'en dire un peu plus ! Quel diagnostic retenez-vous ?
– …
– Vous savez, sans idée sur le diagnostic, cela risque d'être compliqué…
– Ben… c'est mon chef qui m'a demandé de vous appeler, alors c'est ce que je fais, mais en fait je ne connais pas très bien la patiente. C'est mon co-interne qui s'en occupe, mais il est en récupération de garde ce matin, et la patiente, elle « chauffe » à 40 °C. Alors mon chef m'a dit de vous appeler dare-dare.
– Mais vous n'avez pas une petite idée ? Elle se plaint de quelque chose ? Elle tousse ? Elle a mal ? Les urines brûlent-elles à la miction ?
– Un peu tout ça… L'infirmière m'a dit que, quand elle tousse, elle ne retient pas les urines et ça lui fait mal à la tête !
Je vais avoir du mal à avancer avec ce genre de réponse : cela manque totalement de précision, et l'interne au bout du fil n'a aucune idée des symptômes réels. Le problème, c'est qu'elle a vraiment de la fièvre, et sans point d'appel clinique, difficile de s'en sortir.
– Vous ne pouvez pas dire à votre chef de m'appeler ?
– Non, il est occupé au bloc opératoire pendant 4 heures…
– Bon, je ne vois qu'une solution, vous envoyer quelqu'un de notre service rapidement pour voir la patiente, ce sera plus efficace !

L'analyse des symptômes est un point fondamental du raisonnement diagnostique et thérapeutique médical. Toutes les déductions résultent de ce temps d'analyse avec le patient. Il faut se donner les moyens de pouvoir récupérer ces informations...

– Bon, tu reviens avec nous ou tu rêvasses encore à ta maladie de Lyme, Yves ?

Je me fais rabrouer par ma collègue, qui a bien du mal à poursuivre sa réunion en raison de ces incessants coups de fil. Elle n'a pas tort...

L'analyse des symptômes, une étape primordiale pour le médecin

Analyser les symptômes permet de faire la liaison entre ce que dit le patient et ce qu'interprète le médecin. Les patients ne se trompent pas en demandant à leur médecin d'avoir une écoute attentive de leurs symptômes, car le raisonnement repose en grande partie sur ce principe fondamental. Ce que ressent le patient est « traduit » par le médecin en un ou plusieurs symptômes qui ont une correspondance avec certaines maladies.

Prenons l'exemple d'un patient qui vient annoncer à son médecin qu'il a mal au ventre. Celui-ci va l'interroger pour en savoir plus : endroit de la douleur, caractéristique de celle-ci, contexte qui la déclenche (l'alimentation, le fait d'aller aux toilettes...). Cette analyse va permettre au médecin de progresser vers le diagnostic. Selon la précision des informations recueillies, il va pouvoir faire des hypothèses diagnostiques. Le nombre de celles-ci sera grand si les informations sont peu précises ; si en revanche elles le sont, le médecin pourra envisager le bon diagnostic rien qu'en écoutant attentivement son patient. Reprenons l'exemple de notre patient se plaignant de maux de ventre et imaginons qu'il réponde de façon vague : « J'ai mal un peu partout, c'est une douleur que je ne parviens pas à décrire et qui peut survenir à tout moment. » Le médecin peut alors imaginer qu'il s'agit de beaucoup de diagnostics différents : appendicite, banale indigestion, voire infarctus du myocarde (il peut provoquer des douleurs ailleurs que dans la région du cœur)... Admettons maintenant que le patient réponde précisément : « J'ai mal au-dessus de l'ombilic, cela ressemble à des crampes soulagées par l'alimentation. » Le médecin pensera alors immédiatement à un ulcère de l'estomac et pourra prévoir l'examen adéquat pour confirmer le diagnostic et proposer un traitement.

En plus du manque de précision des patients, l'analyse des symptômes se heurte à un autre problème : tous les symptômes ne sont pas associés à un diagnostic précis. La fatigue est un signe souvent évoqué par les patients. Sous ce terme, chacun va exprimer sa façon propre de ressentir un certain malaise, qui n'est pas perceptible par les personnes de l'entourage, y compris le médecin. Quand mes patients me disent qu'ils sont fatigués, je leur explique que ce signe ne m'est pas très utile pour comprendre leur maladie. Ils sont en général un peu déçus, et m'affirment avec insistance que cette fatigue n'est pas normale. S'ils sentent que je ne prête pas assez attention à ce signe, il leur arrive de préciser que je n'ai pas à remettre en cause cette réalité. Je leur déclare alors que, dans le cas de la fatigue, le panel des maladies qui la provoquent est tellement large qu'il ne m'est pas d'une grande aide dans ma recherche de diagnostic. Cela ne signifie pas que je cherche à minimiser l'impact de la fatigue sur leur vie, mais qu'il me faut plus de détails pour progresser. Pour illustrer mon propos, je leur donne des exemples : la fatigue est aussi bien ressentie à la fin d'une dure journée de travail que quand on est triste, voire déprimée ; elle peut révéler des maladies d'une gravité extrême comme un cancer. Nous sommes totalement incapables de définir une caractéristique particulière pour chaque type de fatigue et de mesurer l'intensité de celle-ci, c'est pourquoi il est très difficile d'en tirer des conclusions.

Dans le cas de la borréliose de Lyme, l'un des signes principaux qui amènent les patients à s'inquiéter est précisément cette sensation de fatigue. C'est souvent le point de départ qui les pousse à s'interroger et à évoquer la présence d'une maladie. Influencés par leurs lectures, par l'avis d'un voisin ou d'un proche, ils en arrivent à déduire qu'ils ont peut-être bien une borréliose de Lyme. La fatigue est un symptôme fréquemment décrit lors des formes tardives de la maladie, auquel s'ajoutent divers autres symptômes tout aussi peu précis, comme des douleurs diffuses, des rougeurs anciennes, une impression de diminution des performances intellectuelles… Le diagnostic de borréliose leur apparaît comme une évidence. Pourtant, le chemin menant au diagnostic en médecine ne peut pas, ne doit pas, s'appuyer sur des éléments peu précis : cela aboutirait inévitablement à des erreurs de diagnostic.

Au cours de notre vie, nous ressentons des symptômes divers, fluctuant dans le temps. Le plus souvent, ces manifestations sont oubliées : elles ne sont pas présentes en permanence et n'empêchent pas de poursuivre une vie sociale satisfaisante. L'analyse de la qualité de vie en rapport avec des problèmes de santé a été réalisée aux États-Unis par le National Center for Chronic Disease Prevention and

Health Promotion* à une large échelle en se basant sur un questionnaire dans lequel les sujets déclaraient jour après jour s'ils se sentaient en bonne forme physique et intellectuelle. Cette étude montre que le ressenti d'être en mauvaise santé fait partie de notre quotidien. En moyenne, un adulte a le sentiment d'être en mauvaise santé 5,3 jours par mois. L'analyse plus fine montre que ce ressenti est plus marqué chez les sujets ayant un niveau d'éducation plus élevé, chez les sujets anglophones (aux États-Unis) et chez ceux ayant des revenus dans la tranche supérieure ; il n'y a pas de corrélation entre le fait de se sentir en mauvaise santé et un bas niveau social[4]. L'un des rôles du médecin est de pouvoir faire la différence entre un symptôme passager et la manifestation d'une maladie nécessitant une intervention médicale appropriée par une action thérapeutique dirigée contre la cause de cette maladie.

Quand les patients commencent à s'interroger sur leur santé, ils finissent souvent par s'en inquiéter. Ce souci de vouloir rester en bonne santé est fort compréhensible et peut être qualifié de réaction normale. Qui d'entre nous se moque d'être souffrant ? La maladie est perçue comme une fatalité qui peut s'abattre sur n'importe qui. La maladie est perçue comme une injustice : nous sommes tous soumis à ce risque, mais seuls certains d'entre nous vont développer telle ou telle affection. La maladie est ressentie comme quelque chose d'inacceptable. La seule idée de tomber malade peut provoquer de façon absolument

* Le National Center for Chronic Disease Prevention and Health Promotion fait partie des CDC (Centers for Disease Control and Prevention), les centres pour le contrôle et la prévention des maladies, qui constituent l'organisme officiel de santé publique aux États-Unis ; leur le rôle est la surveillance des maladies.

naturelle une réaction en cascade susceptible d'entraîner des sensations de plus en plus intenses chez les individus anxieux. Certains, redoutant cette maladie qui peut les toucher, vont analyser le moindre de leurs signes et, parfois, les considérer comme autant de preuves qui vont conforter leur inquiétude. Ce processus peut aboutir à un état d'anxiété échappant à toute raison. Il devient alors impossible de raisonner les patients. Ils ont fait leur propre cheminement à travers le diagnostic médical et n'accepteront pas que l'on remette en question ce raisonnement. Ils ignorent ainsi à l'analyse rationnelle de leur médecin, qui risque même d'apparaître à leurs yeux comme un analyste froid et dénué de tout sentiment, uniquement préoccupé de sa propre réflexion. Voir des patients à différentes étapes de ce processus est le lot quotidien des médecins.

On peut aborder le chapitre des symptômes sous deux formes.

- La forme classique, celle qu'on enseigne dans les facultés de médecine, s'appuie sur l'identification des symptômes qui permettent d'évoquer le diagnostic. Certains d'entre eux sont plus précis que d'autres et doivent attirer l'attention du médecin. Par exemple, une fatigue et des crachats sanglants. Ce sont ces derniers qui vont faire penser que le patient a un cancer. La fatigue est plus souvent présente chez les patients atteints de cancer que les crachats sanglants, mais elle apparaît aussi dans d'autres circonstances. Il ne serait pas raisonnable de proposer à toute personne manifestant des signes de fatigue une radiographie pulmonaire à la recherche d'un cancer du poumon ! On enseigne par conséquent aux futurs médecins à faire la part des choses entre un symptôme très fréquent mais peu spécifique et un symptôme moins fréquent mais bien plus spécifique et plus informatif.

- L'autre forme consiste à aborder de façon systématique tous les symptômes répertoriés dans une maladie donnée. Notre patient atteint de cancer pulmonaire peut présenter beaucoup de symptômes différents liés à sa maladie. Outre la fatigue et les crachats sanglants, on peut lister : un essoufflement (qui peut aussi révéler une insuffisance cardiaque, un emphysème pulmonaire…), une douleur thoracique (qui peut aussi révéler un infarctus du myocarde, une embolie pulmonaire…), une modification de la forme des doigts (qui passerait certainement inaperçue si le médecin ne l'envisage pas), etc. On peut allonger cette liste à l'infini ou presque.

Il est donc très important, dans la démarche diagnostique, de pouvoir analyser les symptômes selon leur importance, et surtout selon leur taux de probabilité à identifier la maladie qui les génère. Ce travail d'analyse a été fait pour la borréliose de Lyme, le principe ayant été d'analyser préférentiellement les patients chez qui le diagnostic a été fait avec certitude, de façon à pouvoir identifier chez eux les signes les plus spécifiques. Il ne faut pas oublier non plus que d'autres agents infectieux transmis par les tiques peuvent provoquer des manifestations qui ne relèvent pas de la maladie de Lyme, car elles ne sont pas liées à la présence de *Borrelia.* Elles correspondent à d'autres infections, qui présentent d'autres symptômes que ceux de la maladie de Lyme.

Mettre en relation un micro-organisme avec des symptômes représente la base de l'analyse médicale ; c'est ce qui a permis de décrire un ensemble d'infections. Par exemple, *Neisseria meningitidis,* l'agent de la méningite cérébro-spinale, peut être identifiée dans le liquide cérébro-spinal qui est au contact des méninges. Cette bactérie peut aussi être relevée dans d'autres tissus, en particulier la peau. La manifestation clinique qui lui est associée est le purpura, qui se caractérise par des taches rouge pourpre ayant souvent un caractère extensif et pouvant évoluer vers une nécrose de la peau. Il a ainsi été possible de caractériser un tableau clinique, associant les signes de la méningite (fièvre, maux de tête, vomissements, raideur de la nuque) à des signes cutanés (*Purpura fulminans*), qui constitue une entité parfaitement bien définie et qui nécessite, sur le plan thérapeutique, l'injection immédiate d'un antibiotique en raison de sa gravité.

Cette corrélation bactérie-symptômes est très importante à comprendre, car elle permet, sans risque de se tromper, d'associer des symptômes à la présence de la bactérie et de définir ainsi une maladie infectieuse. Pour la maladie de Lyme, l'identification difficile et tardive de la bactérie au cours de l'histoire de la médecine a rendu l'analyse difficile. Au moment où les symptômes ont été décrits, on ne se doutait pas encore qu'ils étaient en rapport avec la présence d'une bactérie. Le rôle de la tique avait été identifié bien auparavant, mais cela permettait seulement d'émettre des hypothèses sur le rôle d'un agent infectieux.

Quelle différence entre maladie et mal-être ?

Il existe souvent des malentendus entre médecins et patients sur la notion de symptôme. Pour les premiers, le symptôme est interprété comme un signe témoin d'une maladie. Pour les patients, le même symptôme témoigne de son mal-être. Le rôle du médecin consiste autant à faire des diagnostics et à proposer des traitements qu'à rassurer les patients quand leur diagnostic ne correspond pas à une maladie spécifique. Le ressenti d'être malade ne constitue pas automatiquement la preuve qu'il existe une maladie avérée relevant d'une prise en charge thérapeutique spécifique. Si l'on revient au document publié par les centres pour le contrôle et la prévention des maladies (CDC) américains, la fréquence des jours où l'on ne se sent pas en bonne santé doit nous interroger sur ce que nous appelons « être en bonne santé » et « être malade ». La santé ne se définit pas forcément comme l'absence de maladie, beaucoup d'autres facteurs interviennent. La maladie en tant que dysfonctionnement de notre organisme ne représente qu'une petite part de notre « mauvaise santé », or les médecins ont plutôt l'habitude de s'occuper des maladies que de la santé. On peut faire le reproche à la médecine de chercher uniquement le diagnostic d'une maladie donnée, alors que, ce qui intéresse le patient, c'est de pouvoir se débarrasser de ses souffrances. Dans notre société, le fait d'avoir une maladie précise est une sorte de reconnaissance du mal que l'on éprouve, or la médecine doit intégrer le fait qu'on peut souffrir fortement, avec des conséquences sociales importantes, sans qu'aucune maladie clairement identifiée ne soit une cause évidente. En d'autres termes, ce que j'appelle le «mal être» peut représenter une catastrophe dans la vie d'un patient, même s'il n'est associé à aucune maladie donnée ; à ce titre, ce «mal être» mérite que la médecine s'intéresse à lui. Cette approche concerne l'ensemble de notre société, qui tend systématiquement à chercher une maladie quand on se sent en mauvaise santé. Il s'agit d'un fait lié à notre culture, puisqu'il existe d'autres approches dans d'autres milieux culturels qui ne raisonnent pas exclusivement en cherchant à faire le diagnostic d'une maladie. Dans la médecine chinoise par exemple, l'un des principes est d'évaluer l'état de santé global grâce à l'analyse du pouls artériel, de l'apparence de la langue... Notre approche occidentale est extrêmement efficace quand on arrive à identifier la cause de la mauvaise santé. En revanche, elle est mal adaptée à la prise en charge d'un sujet se sentant en mauvaise santé mais sans diagnostic établi.

À travers la polémique sur la borréliose de Lyme, nous avons une approche de l'impact de notre vision occidentale de la maladie et de ses limites. Un bon médecin est un médecin conscient de cette limite, et la majorité des médecins répondent à ce critère dans notre société. Les généralistes sont particulièrement affûtés sur ce point, car ils représentent le premier niveau de recours des patients, et l'analyse qui vise à définir s'il y a maladie ou non derrière un symptôme représente l'une des missions (souvent difficile) des médecins de premier recours. Si on devait imaginer chaque symptôme cité dans la définition du SPPPT comme pouvant révéler une maladie sérieuse, la vie deviendrait rapidement un réel enfer... et c'est ce que vivent certains patients, qui ne comprennent pas pourquoi la médecine traditionnelle occidentale ne les entend pas. Il faut rester rationnel et ne pas tomber dans une forme d'alarmisme stérile. Il est par conséquent fondamental de pouvoir identifier avec précision les symptômes associés aux formes évolutives d'une maladie et susceptibles d'aboutir à une altération importante de la qualité de vie des patients, ces symptômes qui alertent et qui doivent mener à tout prix à la mise en place d'un traitement.

Les fondements du raisonnement scientifique se dérobent sous mes pieds telle une trappe qui s'ouvre dans le sol, m'entraînant dans une chute sans fin. Vers quel monde nous dirigeons-nous ? Si de nouvelles entités sont décrites (comme la symptomatologie persistante post-piqûre de tique), comment navigueront les médecins entre ces différents diagnostics et à travers des maladies définies avec aussi peu de précision ? Dans un monde qui perd ses repères, tout devient possible. J'essaie de m'accrocher à quelque chose : un diagnostic, un symptôme. Les internes en face de moi égrènent la liste des patients n'allant pas bien. Ils ont tous des symptômes à faire blêmir n'importe quel être humain aussi solide soit-il : déficit de motricité, hémiplégie, œdème aigu du poumon, choc septique, défaillance rénale... Le staff endocardite auquel je participe en ce moment nous confronte à notre fragilité dans notre raisonnement. Il s'agit d'une réunion hebdomadaire entre chirurgiens cardiaques, cardiologues et infectiologues pour décider de la conduite à tenir devant des situations extrêmement complexes faisant appel à toutes les compétences dans ce domaine. Ces patients dont on me parle ont infecté leur valve cardiaque, et toutes sortes de symptômes en résultent : certains ont fait une détresse respiratoire, d'autres ont fait un accident vasculaire cérébral lié à une embolie septique, d'autres encore ont fait un choc septique lié à un staphylocoque hypervirulent. Tous ont présenté à un moment donné des signes de grande fatigue, des variations de leur pression artérielle, des douleurs multiples, en particulier articulaires, et des troubles neurologiques allant de la confusion à des paralysies. Comment s'en sortir pour envisager le diagnostic d'endocardite dans ces conditions ? Mais les bactériologistes

nous apportent le résultat des hémocultures, les cardiologues nous apportent les résultats des échographies… et le ciel de l'incertitude s'éclaircit. Ma collègue cardiologue en face de moi a l'air fatiguée, elle aussi. Ses traits tirés révèlent bien des soucis. Elle grimace quand elle se mobilise : aurait-elle aussi une endocardite ? Ou une maladie de Lyme ? Ou tout simplement un excès de travail avec son lot de déficit de sommeil ?
Tout le monde peut avoir tout ! me dis-je dans une brutale phase de doute… Existe-t-il seulement des personnes en bonne santé ? Au-delà de l'approche diagnostique se pose la question de l'attitude thérapeutique. En effet, la proposition d'un traitement ne dépend pas obligatoirement de la reconnaissance d'un diagnostic.

Sur quelle base définir le traitement ?

Dans certaines circonstances, le médecin peut être amené à commencer un traitement sans avoir fait de diagnostic précis. Il s'agit d'une démarche relativement banale basée sur le principe d'hypothèses diagnostiques, le traitement proposé étant adapté à l'hypothèse la plus probable. Cette démarche est très fréquente en cas d'infection aiguë, lorsque la mise en évidence d'un diagnostic nécessite un temps qui n'est pas compatible avec le caractère rapidement évolutif et handicapant des symptômes. On propose alors un traitement d'épreuve. La réponse à ce traitement constitue, *a posteriori,* un argument en faveur du diagnostic initial. Un argument… mais en aucun cas une preuve, car il est impossible d'affirmer que l'évolution est le fait du traitement instauré. Elle peut aussi être tout simplement le fait d'une évolution naturelle. Dans le domaine de l'infectiologie, ce point est bien connu et il a conduit à restreindre l'utilisation des antibiotiques dans certaines situations. Par exemple, un patient présentant une fièvre aiguë lors d'une épidémie de grippe va très probablement avoir lui-même la grippe, une maladie infectieuse liée à un virus. Les virus n'étant pas sensibles à l'action des antibiotiques, le fait d'en prescrire n'aura aucun impact sur l'évolution de la grippe, qui se fera vers la guérison rapide en quelques jours dans la grande majorité des cas, en particulier chez les sujets ne présentant pas de facteurs de risque. Cette guérison sera l'œuvre de la réaction du système immunitaire pour éliminer le virus, et n'aura rien à voir avec une éventuelle action des antibiotiques.

Dans le domaine des manifestations post-piqûre de tique, nous disposons malheureusement de peu de données publiées décrivant l'évolution des patients après l'instauration d'une antibiothérapie, et c'est bien dommage ! Les rares enquêtes montrent une amélioration intéressante durant les trois premiers mois de traitement avec une régression du nombre de symptômes[5]. Pour le TAPOS, là où 82 % des patients présentent une atteinte multisystémique, ils ne sont plus que 39 % à avoir une atteinte de plus de quatre types d'organes après le traitement (ce qui montre qu'il persiste encore des symptômes...). En revanche, il n'y a pas d'évaluation de leur qualité de vie ou de l'ampleur de la gêne occasionnée. Si l'on compare les patients en fonction de la durée du traitement reçu (3 ou 6 mois), on ne constate qu'une très faible amélioration chez ceux dont le traitement s'est étalé sur 6 mois par rapport à ceux pour qui il a duré 3 mois : en effet, 31 % des patients présentent encore des symptômes multisystémiques à 6 mois de traitement. De plus, il est indiqué dans l'article que les symptômes neurologiques ne sont que peu concernés par cette amélioration contrairement aux signes cutanés, qui sont à la fois les symptômes les moins gênants pour les patients et les moins spécifiques, car pouvant être en rapport avec toutes sortes d'autres maladies. Il est aussi relevé que les patients qui répondent le mieux aux traitements antibiotiques sont ceux pour qui il existe les meilleurs critères diagnostiques de borréliose de Lyme, avec en particulier un test sérologique positif ou un antécédent d'érythème migrant.

On en revient par conséquent à la problématique du diagnostic. Plus on est sûr du diagnostic de maladie de Lyme et plus le traitement sera efficace. À l'inverse, quand les tests diagnostiques sont négatifs, il n'y a qu'une très faible probabilité que ce soit bien *Borrelia* qui provoque les symptômes, et donc une faible probabilité seulement pour que le traitement antibiotique apporte un bénéfice au patient. Ce point a été confirmé lors d'une étude réalisée avec les neurologues à Strasbourg[6]. Le diagnostic de la neuroborréliose repose sur la présence d'anticorps fabriqués dans le système nerveux et détectables dans le liquide cérébrospinal (synthèse intrathécale d'anticorps spécifiques). Parmi une population de patients ayant tous une sérologie positive dans le sang et des signes neurologiques, ceux qui ont la présence d'une synthèse intrathécale, c'est-à-dire qui ont des critères diagnostiques bien établis, répondent mieux aux traitements antibiotiques que les patients pour qui il existe un doute diagnostique (avec absence de synthèse intrathécale). Il paraît très probable que les patients ne répondant pas correctement aux traitements sont des patients pour lesquels le diagnostic est erroné.

La maladie qui vient au malade

Les patients suivent l'évolution des progrès de la médecine, lesquels sont en rapport avec l'avancée de la compréhension des phénomènes à l'origine des maladies. Comprendre, c'est le début de la solution. Pour les maladies infectieuses, il faut connaître la cause pour comprendre. Les patients ont compris que c'est l'étape indispensable vers le traitement qui pourra les guérir. Pourtant, on est en droit de s'interroger sur le caractère indispensable de ce type de raisonnement.

Doit-on toujours trouver la cause d'une maladie pour pouvoir la soigner ?

Ne pas trouver l'agent causal ne doit pas aboutir à une démission du système de soin. Il est utile de comprendre les mécanismes de la maladie, car identifier un dysfonctionnement permet au patient de se sentir compris et au médecin de reconnaître l'affection, même si la cause du dysfonctionnement n'est pas mise en évidence. Le traitement sera en revanche plus fastidieux, car il n'y aura pas de médicament agissant sur la cause initiale de la maladie. L'exemple de la fibromyalgie est riche d'enseignements. Initialement, cette maladie était définie par un ensemble de symptômes : douleurs des insertions tendineuses, fatigue, chronicité, évolution fluctuante et absence de cause précise. L'approche médicale proposée repose sur la reconnaissance d'un dysfonctionnement dans la transmission et l'analyse, au niveau cérébral, des informations concernant la douleur. Un peu comme si le cerveau analysait de façon erronée ce qu'il interprète comme des signaux de douleur.

À défaut de pouvoir agir sur la cause, le traitement consiste à essayer de détourner le cerveau de cette fausse analyse pour qu'il y ait moins de sensations douloureuses.

Continuons l'analyse pour essayer de comprendre pourquoi nous sommes arrivés à cette polémique autour de la maladie de Lyme.

Je suis appelé par les collègues qui ont effectué la visite dans le service. L'un des patients, hospitalisé depuis cinq jours, fiévreux, nous pose un sacré problème. Tous les prélèvements à la recherche d'un agent infectieux, tous les examens réalisés à ce jour, nous ont laissés sans réponse. Quel diagnostic ? Pourquoi la fièvre persiste-t-elle, accompagnée d'une intense fatigue et d'anomalies du bilan biologique qui s'aggravent. Il nous inquiète. Il nous lance un défi, dont nous avons l'habitude mais qui nécessite à chaque fois de mettre en commun tous nos moyens intellectuels. De l'échange naît souvent l'ébauche d'une idée. La démarche diagnostique est un point essentiel en médecine. Dans notre raisonnement, la médecine donne au diagnostic la place d'une étape indispensable à la prise en charge. On peut raisonner à partir d'hypothèses, mais il est toujours préférable de les confirmer. Dans le groupe, constitué de praticiens, de chefs de clinique et d'internes, les propositions fusent. Quelles techniques peut-on mettre en œuvre avec nos amis microbiologistes : recherche d'antigènes, recherche d'ADN bactérien ou viral ? Et pourquoi pas une cause parasitaire ? Bien sûr, une cause non infectieuse peut s'imaginer. Quel prélèvement nous aiderait ? Les éléments biologiques pourraient-ils orienter vers une analyse de la moelle osseuse ou faut-il envisager la biopsie d'un ganglion un peu trop gros ? C'est tellement important de pouvoir identifier la cause de la fièvre : l'antibiotique agit contre les bactéries et permet ou accélère la guérison ; pour les virus, on n'a en général pas d'autre choix que d'attendre que ça passe tout seul ; en cas de maladie inflammatoire, ce sont les anti-inflammatoires, les dérivés de la cortisone par exemple, que l'on choisit, et seule la chimiothérapie apportera son efficacité pour une fièvre d'origine cancéreuse. Nous avons été éduqués par le biais du raisonnement diagnostique. Nous l'enseignons à nos étudiants, à tel point que, sans diagnostic, les médecins ont souvent du mal à s'y retrouver. Le brainstorming bat son plein. On élabore la stratégie pour les jours à venir.

« Un » diagnostic ou « le bon » diagnostic ?

Ce besoin de diagnostic, je crois qu'on a fini par le transmettre aux patients. Dans le cadre de la maladie de Lyme, ils nous le réclament ! Notre besoin est devenu leur besoin. C'est paradoxal, car on devrait s'attendre à ce que soit ainsi harmonisé le point de vue des uns et aux autres. Pour la maladie de Lyme, il s'agit d'un point d'achoppement. La volonté d'obtenir un diagnostic tourne parfois à l'obsession, et un malaise naît souvent des exigences de l'une ou de l'autre des parties, d'une idée arrêtée sur des arguments pas toujours bien réfléchis. Il m'arrive de voir des patients venant avec le besoin clairement énoncé de repartir avec un diagnostic. Pourtant, ce qui compte n'est pas d'avoir un diagnostic, c'est d'avoir le bon diagnostic, et ce dernier n'est décidé ni par le médecin ni par le patient, mais par la maladie ! Il est bon de se rappeler ces éléments de base pour ne pas s'égarer.

Le fait d'avoir une maladie bien déterminée est un point important qui permet au patient de se construire autour de cette nouvelle situation. Ce point est encore plus crucial quand il s'agit d'une maladie qui dure dans le temps, une maladie chronique. Au-delà du traitement, le diagnostic lui-même constitue un élément de reconnaissance dans notre société. Par exemple, il se traduit concrètement par certains avantages financiers attribués aux patients qui présentent une maladie chronique, comme l'avance des frais médicaux dans le cadre de l'attribution de l'affection de longue durée (ALD). Quelqu'un n'ayant pas de diagnostic aura du mal à trouver le bon traitement et à se faire reconnaître par notre société comme étant réellement malade. Il n'aura droit à aucune considération au regard de ses troubles médicaux, quand il ne fera pas l'objet de critiques (« Il n'est même pas malade mais n'est plus capable de travailler... ») ou de poursuites pour des absences professionnelles non justifiées. Son honnêteté risque d'être mise en cause car, sans diagnostic, on mettra en doute la véracité de ses propos et on aura vite fait de le classer parmi les individus cherchant à profiter des « largesses » de notre système de santé. L'ensemble de ce processus va contribuer à l'isoler sur le plan social et à faire naître en lui soit un sentiment de culpabilité, soit des mécanismes de défense basés sur le sentiment profond d'injustice. Cette injustice n'étant pas reconnue par la médecine traditionnelle, le patient va se tourner vers toute autre proposition à caractère médical qui lui sera faite.

On voit ainsi apparaître, en Allemagne par exemple, des centres médicaux qui ont pour point commun une approche basée sur la reconnaissance de la maladie de

Lyme (les fameuses « cliniques Lyme »). Cette reconnaissance est importante pour le patient en errance : elle permet de gagner sa confiance, puis de lui proposer une prise en charge thérapeutique, dont le souci n'est pas vraiment de traiter le fond du mal, mais d'apporter du bien-être. Cette approche permet assez finement de soigner à la fois l'aspect psychique (on donne raison au patient) et l'aspect physique (on lui propose divers soins). Il est d'ailleurs très intéressant de constater que certains de ces centres proposent différentes approches laissées au choix du patient, un peu comme dans un restaurant où l'on peut choisir son menu. Les antibiotiques ne figurent pas dans tous les « menus », témoignant bien que le principe n'est pas forcément de tuer la bactérie causale de la borréliose de Lyme, mais simplement de réconforter et de rassurer le patient.

En France, il n'y a pas d'équivalent à ce type d'approche. Certains considèrent qu'il y a une forme d'injustice à ne pas avoir accès à ce type de structures. Le processus peut alors aboutir à une révolte contre notre société. Des individus vont jusqu'à s'engager dans un activisme militant pour défendre leur propre cause, et ne comprendront pas pourquoi on leur refuse cette reconnaissance. Ce processus est bien compréhensible, mais il ne doit pas nous pousser à faire des diagnostics infondés sous prétexte de souscrire aux souhaits des patients. C'est la maladie qui s'impose, et c'est à nous, en tant que médecins, de pouvoir l'identifier avec l'aide plus ou moins active du patient. Ni la volonté du médecin ni celle du patient ne peuvent intervenir à aucun moment. Nous touchons à travers cette constatation, aux limites de notre démarche médicale « occidentale », qui est très performante pour trouver des solutions à des problèmes clairement identifiés, mais qui est souvent incapable de trouver la solution sans passer par l'étape du diagnostic. Là où les médecins connaissent bien cette insuffisance, notre société n'est plus prête à l'entendre. Nous sommes en mesure de réaliser toutes sortes d'exploits liés à l'avancée des techniques, mais nous restons face à un mur devant certaines maladies dont les mécanismes nous échappent. Là encore il s'agit d'un fait pouvant être vécu comme une réelle injustice sociale.

Dans ce processus, l'absence de diagnostic apparaît aux patients comme une frustration, quelque chose qui l'empêche d'accéder à cet objectif qu'est la guérison. Cela les amène à vouloir pallier les insuffisances de la médecine, et donc à faire le diagnostic eux-mêmes. En discutant avec ces patients, on s'aperçoit qu'il s'agit souvent d'une quête longue, difficile et fastidieuse. Dans ce parcours, ils sont livrés à eux-mêmes et à leur entourage, qui a souvent une influence importante. Les sources d'information se sont modifiées au cours des dernières années. Internet a pris une place prépondérante, mais n'offre qu'une certaine fiabilité. En effet, la simplicité d'accès à l'expression sur la Toile et sur les réseaux sociaux permet à toute personne de donner son opinion ainsi que des informations dont la qualité scientifique est souvent douteuse. Les cartes de l'information sont ainsi totalement redistribuées. Dans son ouvrage *la Démocratie des crédules,* Gerald Bronner parle de « marché cognitif ». Il aborde, avec de nombreux exemples, les dérives émanant de l'arrivée d'Internet sur ce marché. Il y fait une analyse très proche de la situation que nous connaissons autour de la maladie de Lyme, et ce avant même que la polémique n'éclate. Certains patients vont donc très naturellement aboutir au diagnostic de maladie de Lyme en reconnaissant leurs symptômes dans toutes sortes de témoignages et de considérations médicales, en particulier vus sur Internet. Cette reconnaissance est souvent perçue comme une évidence, qui jouera le rôle d'une véritable révélation. Elle peut même être vécue comme une expérience quasi miraculeuse, confinant au mystique. Les témoignages parus dans les médias reflètent bien cet attrait des lecteurs pour les histoires dignes d'un scénario américain : l'injustice et l'incompréhension, d'abord, puis la lutte pour s'en sortir, avant le *happy end* de la guérison sous l'effet d'un traitement dont on ne comprend pas toujours le sens.

Cette révélation est comme un tournant dans la vie des gens chez qui le diagnostic de maladie de Lyme est porté après une longue errance. Elle devient un fait fondamental de leur vie, un moment dont ils se souviendront pour toujours et qui va régir la suite de leur vécu. Le terme « révélation » comprend non seulement l'importance du phénomène, mais aussi le côté lumineux et positif, bousculant tout et ne laissant aucune place au reste. Cela devient une raison de vivre pour le patient. Mais, autant l'effet d'annonce est rapide, autant le retour en arrière, quand le diagnostic se révèle erroné, est difficile, long et pénible pour tout le monde. Si on s'aperçoit que le diagnostic, construit en un clin d'œil, repose sur un malentendu, il sera très difficile de faire comprendre à la personne intéressée qu'elle a été abusée, car elle va s'attacher à ce qui a changé sa vie. Bien entendu, ces situations sont extrêmes et ne concernent qu'une faible proportion de personnes, mais c'est cette proportion qui porte sa voix au plus haut et qui se place en premier dans notre « marché cognitif ».

Pour la borréliose de Lyme, le processus est assez similaire. Plus l'attente du diagnostic est longue, plus la révélation sera retentissante et plus, en cas d'erreur diagnostique, le retour en arrière sera difficile, voire impossible. S'accrochant à une idée n'ayant plus aucun fondement scientifique, les patients peuvent tomber dans l'irrationnel pour ne pas perdre pied. Si cet irrationnel se révèle constructif, on peut le tolérer, voire le souhaiter. Si en revanche il se révèle destructeur, comme dans la polémique sur les maladies transmises par les tiques, où les propos raisonnables délivrés par l'analyse scientifique sont systématiquement mis en doute, alors la récupération et la guérison deviennent une utopie.

Cette ambiance contribue à majorer l'incompréhension du patient face à cette médecine qui n'a pas su détecter ce qu'il pense être l'évidence. Sa réaction (on le comprend), peut être violente, certains n'hésitant pas à tenir des propos agressifs envers notre système de santé tout entier. Ils oublient cependant l'élément source de toute démarche médicale : le diagnostic qui leur est livré sur un plateau est-il vraiment le bon ? Les patients pensant avoir fait le bon diagnostic avancent le fait que leurs symptômes sont en tous points semblables à ceux évoqués par un autre patient témoignant dans un média ou faisant partie de leur entourage, or cela expose à un risque d'erreur important. La démarche, plus complexe, nécessite une sorte de « traduction médicale » qui permettra d'apporter une interprétation au plus près de la vérité pour orienter la démarche. Tellement heureux d'accéder au diagnostic, le patient va en oublier l'essentiel : la justesse du diagnostic. Il serait faux d'affirmer qu'aucun patient n'est capable de faire son propre diagnostic, mais pour un qui ne se trompe pas, combien d'erreurs diagnostiques doit-on tolérer ?

Par ailleurs, les médecins devraient être en mesure de se remettre en question devant cette démarche individuelle des patients : non qu'ils doivent accepter systématiquement le diagnostic du patient, mais ils pourraient étudier avec lui les arguments qui permettent d'étayer le diagnostic. Cet échange risque cependant d'être voué à l'échec si la confiance du patient en son médecin est perdue, or on sait que plus la démarche du patient aura été pénible et difficile pour lui, plus le risque de perdre cette confiance est important.

Le besoin inassouvi de diagnostic et le besoin de reconnaissance mènent les patients à une démarche personnelle qui les éloignent du système médical standardisé, jusqu'à les isoler parfois sur le plan social. Je suis convaincu que certains de ces patients sont, à leur insu, les vraies victimes du système : victimes de leur maladie, de leurs angoisses et, surtout, victimes de la polémique !

À chacun sa façon d'aborder le stress de la maladie

L'abord de la maladie est un domaine complexe. Les réactions à l'annonce d'une maladie sont très diverses et très personnelles, parfois déroutantes. Nous ne pouvons pas juger les patients en fonction de leur réaction, et ne devons pas leur imposer « la » bonne manière de réagir. Notre rôle est de nous adapter à chaque patient, ce qui rend le travail d'accompagnement du médecin tellement difficile. Il y a les combatifs, qui refusent leur sort, et il y a les passifs, qui se laissent aller. Entre ces deux « camps », il est évident que la tendance sera d'encourager le patient à se diriger vers la première équipe. L'esprit combatif est souvent reconnu comme une qualité, et pas seulement en médecine, mais le combattant ne doit pas se tromper d'adversaire. Pour beaucoup de maladies chroniques que la médecine ne parvient pas à guérir, le premier combat est celui qu'on livre à soi-même contre la maladie : il faut surmonter sa peine, sa douleur, son handicap. C'est de cette manière que l'on peut se reconstruire. La médecine est parfois une simple aide pour s'en sortir. Or, si cette aide n'est pas présente, il arrive que le combat se dirige contre la médecine, une voie qui mène à des catastrophes si le patient en oublie de se battre contre sa maladie. C'est ce qui se passe pour certains patients que nous voyons et qui rejettent tout ce qu'on leur propose. Ils peuvent alors dévier de leur objectif et livrer bataille, non pas contre leur maladie, mais pour faire entendre leur voix. Ce combat est une lutte personnelle, or il faut être nombreux pour faire entendre sa voix. Le processus que nous vivons aujourd'hui dans la maladie de Lyme ressemble à cela. Une nécessité de se regrouper pour faire entendre une voix commune afin de mener un combat contre la médecine. Il est dommage d'en arriver là alors que l'objectif de la médecine est d'aider les patients à s'en sortir ! Pour s'en sortir, les stratégies d'évitement sont souvent préférables : ne pas penser à une douleur est parfois plus efficace que d'exiger de la médecine qu'elle vous en débarrasse.

Sur le plan médical, chaque processus est personnel, et il peut être dangereux de vouloir généraliser une expérience personnelle et individuelle. Nous voyons malheureusement beaucoup de témoignages qui, s'ils sont extrêmement intéressants pour décrypter le chemin de chacun, ne permettent pas d'élaborer une théorie valable pour un groupe de personnes. Que peut-on déduire du vécu d'une personne ? Comment en tirer des conclusions valables pour une autre personne qui aura sa propre façon de vivre sa maladie ? On risque même de faire du tort à certaines personnes, qui vont se persuader que les souffrances des autres vont forcément finir par les concerner. À l'échelle de notre société, la combativité collective risque d'aboutir à des conflits, eux-mêmes facteurs aggravant l'incompréhension entre les uns et les autres. Un cercle vicieux dont personne ne connaît l'issue.

Pour s'en sortir, il faut que les médecins acceptent de revoir leur façon de faire face à leurs patients quand ils ne comprennent pas d'où provient leur douleur, il faut que la société cesse de faire croire à tout le monde que la forme physique est la norme et il faut que les patients acceptent qu'on ne peut pas toujours être performants en tout et que des symptômes comme la fatigue ou la diminution des performances physiques ou intellectuelles font parfois, tout simplement, partie de notre vie. Il faut aussi accepter que notre mental est un point crucial pour faire que notre physique soit performant. Malheureusement, la médecine ne sait pas toujours bien prendre en charge le mental… et c'est bien dommage !

Il me paraît bien plus important de préserver notre monde et notre société. Les préserver, ce n'est pas vouloir les changer à tout prix, c'est garder le meilleur et se débarrasser du néfaste. J'ai bien peur de la diffusion de certaines théories sur le caractère « indétectable » des infections transmissibles par les tiques. Ce qui est indétectable revêt un caractère magique, et on ne peut que s'inquiéter d'une approche sociétale reposant sur des caractères magiques. Les conséquences peuvent être réellement néfastes pour beaucoup de personnes. Nous avons besoin de savoir que l'on peut se défendre contre les maladies pour ne pas basculer dans l'inquiétude quotidienne, avec laquelle la vie deviendrait insupportable.

Le malade

Encore plongé dans mes réflexions sur les articles publiés dans l'hebdomadaire, je reviens difficilement à ma réalité professionnelle. Il faut reprendre le rythme de ma journée, bien remplie : réponses attendues par mes collègues, par les doctorants, par l'administration de l'hôpital et celle de la faculté, finalisation de l'article sur le diagnostic de l'anaplasmose, une maladie transmise par les tiques, gestion des conflits au sein du pôle, organisation de la semaine de travail, avis téléphoniques… Le téléphone, cet objet qui devient prioritaire dès qu'il se met à entonner le grand air du vrombissement, premier acte du spectacle sans fin des communications médicales. On lâche tout pour lui, sans même savoir ce que demande la personne à l'autre bout du fil. Je décide de profiter d'un moment de répit téléphonique pour faire avancer le programme des enseignements pour la prochaine rentrée : organiser les cours selon une succession cohérente, redistribuer les cours aux enseignants les plus compétents dans le domaine. Ce qu'on décide pour la première heure va avoir un impact sur ce qu'on va imaginer jusqu'à la dernière heure. Se concentrer pour ne pas faire d'oubli malencontreux, tenir compte de l'évolution de nos connaissances, des départs et des arrivées des uns et des autres. En pleine élaboration du deuxième séminaire du diplôme universitaire, je suis cueilli par le son strident du téléphone.

– Bonjour, c'est le secrétariat des consultations, votre patient est arrivé, celui dont on a avancé le rendez-vous pour libérer un créneau pour la réunion de lundi prochain avec la direction de l'hôpital…

– Oui, je m'en souviens. J'arrive tout de suite !

Le malade doit rester au centre de la réflexion du médecin : c'est pour lui que nous sommes là et c'est à lui que nous devons rendre des comptes. Le malade occupe une bonne partie des pensées de la majorité des médecins cliniciens. Parfois, cela peut tourner à l'obsession ! Mais c'est aussi grâce à cela que les médecins trouvent la motivation pour se remettre continuellement en question. Quel diagnostic ? Quelles solutions ?

Je descends au rez-de-chaussée, où se trouve la consultation, pour la deuxième fois de cette matinée qui vient à peine de commencer. Les portes de l'ascenseur s'ouvrent sur l'un des longs couloirs sombres de l'hôpital que je dois emprunter pour arriver jusqu'au service des consultations externes.

C'est un premier rendez-vous. Ce ne sont pas les consultations les plus simples ! Ni les plus courtes. Une heure sera le minimum pour arriver à faire le tri dans toutes les informations, prendre le temps d'écouter le patient et l'examiner. En plus, il vient de loin, et met probablement beaucoup d'espoir dans la consultation. Plus les attentes sont grandes, plus le risque de déception est important. Ce type de consultations est parfois frustrant pour le malade… et pour le médecin, car c'est l'essence même de la médecine que de pouvoir venir en aide au patient.

J'arrive au secrétariat et prends le dossier vierge que me tend la secrétaire d'une main sans même me regarder. Son autre main est occupée à tenir le téléphone collé à son oreille et elle adresse la parole à la personne devant elle, qui veut régler rapidement le prix de la consultation et lui fait comprendre qu'elle n'a pas le temps d'attendre : celle ou celui qui est à l'autre bout du fil doit avoir bien du mal à comprendre ce qui se passe ! Pour ma part, je me retourne et me dirige, encore pris par mes pensées, vers les patients présents dans la salle d'attente. En même temps que j'appelle mon patient, je jette un œil dans la salle et reconnais un homme qui était hospitalisé la semaine précédente et qui va probablement voir l'un de mes collègues. Petit sourire sympa, je lui serre la main, puis je me retourne pour voir si quelqu'un a répondu à mon appel. J'en arrive à me demander si le patient de ce matin ne serait pas l'un de ceux qui se sont exprimés de façon tragique dans *l'Obs* et s'il n'est pas là à attendre de moi l'impossible. Peut-être ira-t-il, après la consultation, appeler le journaliste (dont il aura bien évidemment le numéro de portable dans ses contacts) pour lui faire le compte rendu de la consultation. Il est déjà arrivé à des collègues que des patients enregistrent la consultation pour la diffuser ensuite sur les réseaux sociaux. À quand la fouille au corps avant d'engager la consultation ?
Le moment où se noue le premier contact dans la salle d'attente nous donne immédiatement une indication, même si elle est parfois fausse, de ce que les patients semblent vouloir obtenir de nous.
À mon appel, un homme d'âge moyen s'est retourné en se levant de son siège et a ramassé un sac qui doit peser quelques kilogrammes, résultat d'examens et de comptes

rendus divers. Comme souvent, les patients viennent avec tout leur dossier. C'est le signe qu'ils ont vu plusieurs médecins, qu'aucun d'eux n'a réussi à régler leur problème et que, parfois, la médecine ne peut tout simplement pas leur apporter ce qu'ils attendent. Leur déception peut aller jusqu'à la colère ; ils vivent comme une injustice que l'on ne puisse pas leur trouver cette solution radicale qui les soulagerait de tous leurs maux. Quelle sera la position de ce nouveau patient : interrogateur ? demandeur ? avec des exigences ?

Je n'ai pas encore vu son visage puisqu'il me tourne le dos, occupé qu'il est à récupérer ses affaires. Une paire de secondes plus tard, alors qu'il a soulevé avec succès tout son dossier, il tourne la tête et nos regards se croisent rapidement. L'espace d'une fraction de seconde, je crois déceler un mouvement d'humeur de sa part. La fraction de seconde suivante, je suis presque certain qu'il s'agit de l'un des patients que j'ai vus en photo dans le reportage de *l'Obs* et qui s'offusquaient d'une prise en charge médicale qu'il trouvait légère et méprisante pour le patient. L'envie de lui serrer la main me quitte immédiatement. Au moment où je fronce les sourcils, il me répond par un sourire poli mais qui me semble sincère, qu'il accompagne d'un :

– Je suis désolé, j'ai pris un peu de temps pour ramasser toutes mes affaires, mais je suis tellement content de vous voir…

J'interprète aussitôt : il a une attente démesurée, attente à laquelle je vais être dans l'incapacité de répondre, mais il va me dire que je suis son dernier espoir car il a entendu parler de moi à la télé, et « c'est bien la preuve de [ma] compétence », ou une autre bêtise de ce genre…

Ses premières paroles me font perdre en une seconde mon accès de paranoïa.
– J'ai besoin d'être rassuré : on ne sait plus à qui se vouer, avec ce problème de maladie de Lyme, alors je suis venu chez vous pour en savoir un peu plus…
Et il me tend une main ferme et sincère.
Un peu confus de l'avoir jugé alors qu'il semble venir en paix, je ne sais pas trop quoi lui répondre. J'ai presque envie de m'excuser… mais comment pourrait-il comprendre ce médecin qui commence à s'excuser alors qu'il ne s'est même pas encore présenté ? Dans le même élan, je lui tends ma main et serre fermement en disant :
– Bonjour et bienvenue. Je suis le Dr Hansmann, et on va voir ensemble ce que je peux faire pour vous.
La lecture de ces articles de *l'Obs* m'a déjà bien perturbé. Comment envisager une relation de confiance, pourtant tellement importante, dans ce climat suspicieux ?
– Veuillez me suivre…
Ce premier regard, ce premier contact de quelques secondes est pour moi toujours un moment d'interrogation : quelle est l'attente du patient ? À force de rencontrer toutes sortes de patients, on arrive à avoir une idée globale et précise de notre société. Car le risque de tomber malade touche tout le monde, quels que soient sa fonction et son niveau hiérarchique dans la société. C'est tout particulièrement vrai pour les infections : nous y sommes tous plus ou moins exposés. Cette grande ouverture au monde est l'une de nos forces. Rencontrer, dans le cadre de notre activité professionnelle, des personnes vers lesquelles nous ne serions jamais allés nous apporte une connaissance profonde de notre société. Ces rencontres sont souvent amusantes, ou cocasses, parfois intéressantes

ou énervantes. On y est rarement insensibles. La maladie de Lyme n'échappe pas à cette vision mi-amusée mi-intéressée de notre société.

Le premier patient que j'ai eu l'occasion de croiser et qui pensait avoir une maladie de Lyme présentait en fait une phlébite des membres inférieurs. C'était lors de mon premier stage d'interne en cardiologie à l'hôpital de Mulhouse, en 1989, et la maladie de Lyme avait été découverte à peine quelques années plus tôt. Depuis cette période, il n'y a pas eu de relation décrite entre borréliose de Lyme et phlébite… mais ce patient était déjà persuadé d'avoir été contaminé par *Borrelia* après une piqûre de tique.

Il est peu de maladies qui marquent autant l'esprit de certains patients. La maladie de Lyme fait partie de ces affections qui font peur, que l'on croit rencontrer à chaque détour de forêt, comme si les tiques étaient les gardiennes d'un endroit secret dans lequel l'homme ne serait pas le bienvenu. Il est beaucoup de légendes où les forêts se rebellent contre l'homme alors que celui-ci ne rêve que de tout pouvoir maîtriser. Faut-il y voir une culpabilité de l'homme qui vient saccager ce précieux endroit qui représente notre paradis originel ? De la culpabilité à la crainte d'être puni… voilà des considérations largement ancrées dans notre esprit par notre culture.

Si j'apprends à comprendre les patients à travers ce qu'ils expriment, peut-être pourrais-je trouver pour eux de meilleures solutions ? Quelles sont les pistes pour mieux comprendre le malade ?

Comment le malade aborde-t-il sa maladie ?

Aborder la maladie est une expérience personnelle et individuelle, différente pour chaque patient. Il n'est pas souhaitable de vouloir généraliser, de vouloir établir des règles qui permettraient à tous les médecins d'appliquer une « recette » pour tous les patients. L'approche individuelle est souhaitée par ces derniers, aussi est-il paradoxal de constater que certains patients estiment leur expérience personnelle susceptible de tenir lieu d'exemple pouvant être appliqué à d'autres. C'est le principe du témoignage. Tous les médias l'utilisent, espérant démontrer qu'un témoignage individuel est révélateur d'un principe général. Celui qui n'a pas eu le diagnostic de maladie de Lyme car les tests étaient négatifs serait le témoin, voire la preuve, que les tests ne sont pas fiables, et donc que n'importe qui pourrait avoir toute forme de maladie de Lyme malgré un test sanguin négatif. Dans le même ordre d'idées, celui qui a récupéré la marche après avoir pris des antibiotiques serait le témoin que les antibiotiques sont capables de faire remarcher les gens, quelle que soit leur maladie. Ce raisonnement n'est pas une démarche scientifique acceptable. Il s'agit d'un paralogisme, c'est-à-dire d'un raisonnement basé sur des déductions erronées ; ça ressemble à un vrai raisonnement, mais la conclusion est fausse. Pourtant, certaines personnes crédules sont prêtes à y croire, et cette crédulité est d'autant plus compréhensible que leur maladie est grave. Qui n'aurait pas envie d'essayer un remède miracle, surtout s'il n'est pas dangereux ? Les antibiotiques représentent bien ce candidat au titre de remède miracle : on les connaît bien, ils sont prescrits depuis de longues années aux personnes présentant des infections. Pour autant, ils ne sont pas dénués d'effets secondaires, et on sait de plus en plus que leur surutilisation contribue en grande partie à l'apparition de bactéries très résistantes. Leur utilisation n'est pas anodine ! À l'extrême, cela me fait penser à *l'Élixir du docteur Doxey,* épisode historique des aventures de Lucky Luke. Ce docteur peu scrupuleux tente de persuader ses « clients » de l'efficacité de son élixir en le faisant boire à son complice Scraggy, déguisé en vieille personne handicapée et qui se met à gambader à peine le produit miracle avalé. Ma comparaison concerne le potentiel qu'a la population à accepter des choses peu crédibles. Je ne pense pas qu'il y ait des docteurs Doxey de la maladie de Lyme, mais je trouve qu'il y a beaucoup de « clients » potentiels prêts à croire l'impossible.

La personnalité de chacun est un facteur important dont doit tenir compte le médecin et qui rend tout patient unique. Difficile dans ces conditions d'extrapoler l'observation d'une personne pour en faire une règle applicable aux autres. Chacun va aborder son histoire de façon très personnelle, et le médecin ne sera qu'un observateur indirect, dont l'intervention ne changera rien à la personnalité des uns et des autres.

> Finalement, la consultation s'est bien passée, comme d'habitude. Le patient avait besoin d'être rassuré. J'enchaîne sur une deuxième consultation, un patient que je connais de longue date pour une autre maladie infectieuse qui évolue depuis plusieurs années. Il me fait penser par certains points physiques à un autre de mes patients, atteint de la même maladie infectieuse : personnalité apparemment similaire, même maladie et lieu de résidence proche, dans une vallée vosgienne bien tranquille et à

l'écart du monde. Tous les deux avaient un look assez semblable : montagnards solides, sans aucune concession à la dernière mode vestimentaire, n'engageant qu'un minimum de dépense à leur entretien capillaire. Ils avaient tous deux une profession au contact de clients : un artisan et un commerçant. Ils étaient à la fois directs et plutôt sympathiques. Une maladie, mais deux destins opposés. Leur façon d'aborder la maladie était bien différente. Là où le premier avait de la distance par rapport à ses problèmes médicaux, juste ce qu'il faut pour se convaincre de prendre des médicaments de façon régulière, mais sans laisser la maladie prendre le dessus sur sa vie quotidienne, le second s'inquiétait beaucoup des risques évolutifs de son infection et du regard des autres sur une personne ayant une maladie chronique. Le premier arrivait à gérer sa maladie et vivait de façon relativement normale, sans stress supplémentaire, là où le second ne trouvait aucun épanouissement et où sa vie n'était ponctuée que par ses angoisses. Si j'en parle au passé, c'est que l'un d'eux a perdu la vie du fait d'une complication liée à son infection. Lequel des deux ? Seul celui qui avait réussi à ne pas se faire dépasser par la maladie vit toujours, tranquillement, sans soucis médicaux.

Que peut-on déduire de cette histoire ? Que deux personnes en apparence très proches n'auront pas forcément la même évolution. C'est tout ce qu'on peut déduire. On ne pourra jamais prouver que le fait de prendre du recul aide à avoir le dessus sur la maladie. L'inverse n'est pas plus juste : s'inquiéter à outrance ne protège pas, mais ne plonge pas non plus les patients vers les complications létales. En revanche, on peut retenir que la maladie sera plus facile à vivre si on peut prendre un minimum de recul. Le médecin peut accompagner les patients pour cela, mais il ne parviendra pas à changer leur comportement du patient. Il faut rester humble : l'intervention du médecin reste limitée, et nous devons accepter les différences des patients. Toute vision qui a pour objectif d'imposer ses idées n'est autre qu'une forme de dictature qui n'a aucune chance, en médecine, d'aider les patients. De même, on ne peut en aucun cas imposer de façon autoritaire et aléatoire un diagnostic qui n'amènera qu'angoisse et inquiétude. Si j'en reviens à la borréliose de Lyme à la lumière de l'histoire de mes deux patients, je pense qu'on a vraiment intérêt à ne pas alarmer inutilement. Il faut affronter la réalité, bien sûr, mais sans vouloir en faire trop et tout en s'adaptant à chaque personnalité : rassurer l'inquiet, stimuler le négligent... Or, les messages qui sont associés à la borréliose de Lyme sont parfois très inquiétants : la maladie est chronique (on n'en guérit pas), elle se diagnostique mal (même si les tests sont négatifs, on peut en être atteint), elle n'est pas reconnue par la médecine (votre docteur va systématiquement vouloir vous convaincre que vous n'en êtes pas atteint)... Cela aboutit au sentiment d'être rejeté par la médecine.

Quel intérêt ? Surtout si la vérité est ailleurs !

Forme chronique de la maladie : une reconnaissance attendue

Les nombreux témoignages faisant état de la souffrance que certains patients ont connue à travers un diagnostic de borréliose de Lyme non fait et l'errance médicale qui en résultait sont un point difficile à interpréter pour les médecins, et représentent la pierre angulaire de l'argumentaire de toutes les associations de patients. Que répondre à un patient qui a connu un parcours chaotique et qui dit avoir été soulagé, voire guéri, par des traitements prolongés sous la justification d'une « borréliose de Lyme chronique » ? Ces traitements prolongés, peu conventionnels, allient antibiothérapies prolongées (extension non scientifique de l'approche de la médecine occidentale) et autres approches n'ayant jamais été bien définies : rectification de l'équilibre acido-basique, identification des intolérances à certains aliments, restauration des équilibres énergétiques… Ils débouchent sur la prescription de nombreux produits non médicamenteux, voire de techniques parfois surprenantes (ondes électromagnétiques, ultrasons…), tous censés améliorer les performances des antibiotiques. Ces patients sont les témoins de la réussite de ces pratiques. Pourtant, le corps médical reste incrédule face à ces témoignages, dont certains sont pour le moins déstabilisants. Ceux qu'on lit dans les journaux ne sont guère plus convaincants pour nous, médecins. Il nous est déjà arrivé de voir étalée sur la place publique l'histoire de patients suivis dans notre service, patients qui affirmaient que leurs problèmes étaient en lien avec une maladie de Lyme alors que rien dans leur dossier médical ne permettait de retenir ce diagnostic. Ce ne serait pas forcément dramatique s'ils ne se mettaient pas en danger en refusant les traitements adéquats sous prétexte que seuls les antibiotiques pourraient leur venir en aide. Le plus souvent, on constate avec amertume que leur état de santé ne s'améliore pas, et ce malgré les antibiotiques qui ont été prescrits par des médecins peu scrupuleux. Alors, c'est vrai qu'on se méfie des témoignages.

Et puis, il y a cette réflexion mille fois soumise à ces médecins qui prescrivent des antibiotiques à toute personne en détresse : celui qui parviendrait à guérir avec des antibiotiques un enfant autiste, par exemple, celui-là aurait la possibilité de publier ses remarquables résultats dans toute revue médicale de renom tant ce serait une victoire éclatante pour la médecine. Pourtant, les témoignages scientifiques font cruellement défaut. Pourquoi ne pas faire part de ces expériences retentissantes ? Alors oui, dans ces conditions, la médecine doute de la véracité de ces témoignages. Certes, on voit beaucoup de patients dont l'état de santé s'améliore après un traitement antibiotique, mais n'est-ce pas simplement parce qu'ils ont trouvé un médecin qui prend en considération leur plainte ? Un médecin qui les écoute sans remettre en cause leur diagnostic ? C'est de ce point de vue que nous, médecins, aurions des choses à apprendre de la part des patients. Non pas à accepter sans sourciller des diagnostics établis sur des arguments peu fiables, mais à prêter toute notre attention aux patients et à leur offrir une écoute sans remise en cause des symptômes évoqués.

Il m'arrive régulièrement de rencontrer des personnes inquiètes pour un de leurs proches ayant développé une maladie de Lyme sans pouvoir bénéficier de sa reconnaissance par la médecine. Elles s'interrogent sur l'attitude des médecins face à cette non-reconnaissance et me demandent de me prononcer sur la justesse du diagnostic. Je dois leur expliquer qu'il m'est impossible de porter un jugement sur une situation que je ne connais pas, sans précisions sur l'histoire du patient, sur ses symptômes ou sur les résultats de ses examens complémentaires. Pour les mêmes raisons, personne ne peut se prononcer sur la justesse du diagnostic posé chez les personnes qui témoignent dans les médias, personne à l'exception des médecins qui les ont prises en charge. Je ne peux porter aucun jugement sur leur histoire, et c'est bien comme cela. Je ne peux pas non plus confirmer leur diagnostic, contrairement à ce qu'ils aimeraient bien entendre dire. Nous déplorons le fait que ces diagnostics de maladie de Lyme portés par des médecins dont nous ne partageons pas l'analyse sont le fait d'un avis isolé, sans confrontation. Il est une démarche classique dans le monde médical hospitalier, pour les patients présentant des maladies complexes, de faire le point lors de réunions pluridisciplinaires regroupant divers médecins, afin que chacun puisse apporter sa contribution. Or ici, dans le domaine de la borréliose de Lyme, ces patients n'ont fait l'objet d'aucune confrontation de ce type. On nous demande d'accepter un diagnostic sans avoir la possibilité de le discuter, sans pouvoir faire d'analyse clinique détaillée et d'analyse rationnelle des symptômes et de leur évolution après la prise en charge. Il serait aussi intéressant pour nous de connaître la nature précise de cette prise en charge, qui de toute évidence reste peu claire et variable d'une personne à l'autre : le traitement est fait parfois en France et parfois à l'étranger (pourquoi partir à l'étranger puisque les traitements sont disponibles en France ?), parfois basé sur des antibiotiques, d'autres fois sur des médecines alternatives. Difficile de s'en sortir, et surtout difficile d'avoir un avis éclairé.

Pour toutes ces raisons, je ne peux pas me prononcer ni donner mon avis sur des patients que je ne connais que par bribes. Ce qui compte, c'est qu'ils aient trouvé la solution à leur problème, et on peut comprendre que la compréhension du phénomène soit secondaire pour eux...

mais ce n'est pas le cas pour les autres patients, qui pourraient bénéficier des mêmes solutions. Sans compréhension, on ne pourra jamais identifier les personnes susceptibles de bénéficier de cette prise en charge, or les explications proposées par nos collègues qui prescrivent ces traitements peu conventionnels n'ont, quoi qu'ils en disent, rien de convaincant sur le plan scientifique, car ils s'appuient souvent sur des symptômes mal définis et sur des tests biologiques sans validation scientifique. C'est trop peu pour parvenir à convaincre l'ensemble du corps médical.

Revenons à nos patients qui ont bénéficié d'une prise en charge alternative. Je pense qu'il faut respecter fondamentalement et sincèrement leur parcours, accepter que la médecine traditionnelle, avec ses traitements antibiotiques courts, ses traitements symptomatiques (antidouleurs, antidépresseurs...) ou son approche basée sur la psychothérapie, n'a pas su leur apporter de réponse. Cela, personne ne peut le contredire. Pour savoir pourquoi ils en sont arrivés là, il faudrait prendre connaissance de l'ensemble de leur parcours, ce qui n'est pas fait. Il faut en revanche s'abstenir de tirer des conclusions hâtives qui s'appliqueraient à d'autres personnes ayant des symptômes analogues : ce n'est pas parce qu'une personne a montré des manifestations attribuées à la borréliose de Lyme sous forme chronique que ceux qui présentent une situation analogue sont dans le même cas. De la retenue dans ce domaine serait bénéfique pour tout le monde. Au travers de ces histoires et de ces témoignages, une constante apparaît : l'absence de reconnaissance de leur maladie par leur médecin. S'il faut bien reconnaître qu'il y a eu des erreurs et des manquements médicaux, cela ne justifie pas que l'on tombe dans l'excès inverse, qui consiste à surdiagnostiquer cette infection.

Je commence à entrevoir le profil de ces patients qui sont pris dans la tourmente de la polémique, mais il faut continuer à fouiller, à rechercher et à analyser pour s'approcher au plus près de la compréhension du phénomène. Face au public ce soir, lors de la conférence sur la maladie de Lyme, il me faudra comprendre et ressentir ce que peut représenter le fait d'être convaincu d'avoir la maladie de Lyme pour un patient. L'empathie est indispensable.
Cela dit, on ne pourra jamais se mettre totalement à la place des patients. D'ailleurs, je ne sais pas s'ils le souhaiteraient eux-mêmes. Il s'agit parfois d'un curieux jeu d'illusion entre le patient, prêt à tout pour convaincre un médecin, et ce dernier, qui ressent bien cette nécessité impérieuse et s'en méfie d'autant plus. L'attitude des médecins n'est probablement pas toujours exemplaire, mais quel serait leur intérêt de refuser un diagnostic au patient ? Nous passons beaucoup de temps à identifier le phénomène à l'origine des symptômes de nos patients, alors pourquoi rejetterait-on un diagnostic ? À moins qu'il ne soit pas juste... Nos objectifs, de ce point de vue, sont les mêmes, qu'on soit patient ou médecin. Au fond, les problèmes viennent plutôt de l'attitude des uns et des autres. Des paroles inadéquates, une écoute maladroite de la part du médecin, et le patient se sent rejeté.
Bon, ce serait stupide de se laisser mourir de faim pour cela ! J'ai peu de temps, mais je décide de récupérer un repas à l'endroit même où je me suis précipité ce matin pour acheter cet hebdomadaire qui a déjà bien rempli ma

demi-journée : la cafétéria de l'hôpital. L'occasion de penser à autre chose : sandwich ou quiche ? Jambon-beurre ou tomate-mozza ? Yaourt vanille ou mûre-myrtille ? Moi qui croyais échapper à ma nouvelle obsession, j'y plonge tête la première. J'ai à peine franchi le seuil de la porte de la cafétéria que je suis fusillé par le regard de la tique trônant sur la couverture de *l'Obs,* et on ne parle que de « ça » dans la file d'attente, lieu de toutes les rencontres, où discutent collègues, étudiants et patients qui attendent leur rendez-vous de 14 heures.

– Tu as vu ce reportage dans *l'Obs* de ce matin ?

C'est un des collègues de l'hôpital qui m'interpelle dans la file d'attente.

– Je t'en ai acheté un pour le mettre dans la salle d'attente des consultations ! Ha, ha ! Tu verras : quand ils liront ça, ils ne vont plus voir le temps passer et plus aucun d'eux ne remarquera ton retard en consultation.

– Super l'humour ! C'est ce soir que ça va être compliqué à gérer. Je vais devoir me justifier devant le club des randonneurs de la vallée de la Bruche, qui m'ont invité à leur parler de la maladie de Lyme.

– Wouahh, ça va être chaud : tu pars avec un sacré handicap. Prépare tes gants de boxe, si tu ne veux pas te faire croquer tout cru !

– OK, je vais prendre un croque-monsieur…

Boxe, handicap : on n'est ni dans un combat ni dans une compétition. Certains médecins l'oublient peut-être. Les propos belliqueux sont de plus en plus nombreux de part et d'autre, témoignant de l'extrême tension qui existe, alors que nous devrions œuvrer dans le même sens. Les débats manquent de bienveillance, les attaques des uns justifiant les représailles des autres.

Et quel handicap pour nous, les médecins, alors que ce sont les patients qui revendiquent ce terme ? Il nous arrive en effet régulièrement de qualifier de handicap les souffrances que peuvent ressentir les patients que nous voyons en consultation dans le cadre de la borréliose de Lyme. C'est en tout cas ce que je perçois à travers leurs plaintes : ne plus parvenir à réaliser ce qu'ils étaient capables de faire auparavant, sur le plan physique comme sur le plan intellectuel.

En reprenant la réflexion par cet aspect, je repense à l'argumentation de David Le Breton, sociologue qui s'est intéressé à la place du corps dans notre société et qui s'est exprimé sur le rapport au corps humain chez les personnes souffrant d'un handicap[7]. Son analyse s'intéresse expressément aux personnes ayant un handicap et aux difficultés qu'elles ont pour établir une relation avec des individus n'ayant pas de handicap. Il n'y a, dans cette analyse, aucune allusion à la problématique de la borréliose, et pourtant on y trouve des analogies susceptibles de nous aider à nous interroger sur le rôle des relations médecin-patient dans la polémique sur les maladies transmises par les tiques. Pour David Le Breton, il existe une ambivalence entre la société et le patient en situation de handicap. En effet, la personne n'ayant pas de handicap va s'efforcer de considérer l'autre comme une personne normale pour éviter de marquer la différence existant entre elles. Pour la personne ayant un handicap, cela consiste à ne pas afficher son handicap, ou à se comporter comme si ce handicap n'existait pas. Le Breton en arrive à la conclusion que « dans les conditions ordinaires de la vie sociale, les étiquettes de mise en jeu du corps régissent les interactions… Chaque acteur doit pouvoir retrouver chez l'autre, comme dans un miroir, ses propres attitudes et une image qui ne le surprenne pas ni ne l'effraie. » Dans les relations entre la société et le patient atteint de borréliose de Lyme et se sentant en situation de handicap, ces codes ne sont plus respectés, car la société est représentée en particulier par le médecin, qui ne porte pas de regard bienveillant, ne reconnaît pas la situation ressentie par le patient. Il en résulte que celui qui se sent handicapé, et qui se comporte comme tel, ne retrouve pas dans l'attitude de l'autre ce qui relèverait des codes de la société. Le médecin, qui ne peut pas lui venir en aide, va lui opposer une attitude méfiante qui pourra aboutir à marquer la différence existant entre les deux. Les relations sociales, au cours desquelles on cherche à voir en l'autre une représentation proche de soi-même, comme le dit David Le Breton, s'en trouvent altérées et vont définitivement donner le sentiment à la personne pensant avoir une borréliose qu'elle est handicapée, et de surcroît qu'elle n'est plus acceptée par la société. Cette ignorance du handicap par le médecin peut être vécue par les patients comme du mépris vis-à-vis de leur souffrance.

Si l'on poursuit la réflexion, on peut y voir les fondements de ce qui va aboutir à la création des associations de patients, où les personnes qui pensent avoir une borréliose de Lyme (à juste titre ou non, peu importe puisque nous ne nous situons plus dans la démarche diagnostique) se retrouvent entre elles, s'identifient dans une certaine forme de reconnaissance à travers leur maladie, et bien sûr dans une volonté de s'opposer à ce qu'elles ressentent comme une injustice. En d'autres termes, le fait pour ces personnes d'avoir des symptômes chroniques les identifie dans une situation contraire au message que distribue la société : elles ne sont plus en mesure de travailler, d'entreprendre, de faire du sport, de s'intéresser à toutes sortes de thématiques, de s'occuper d'une famille omniprésente… Alors qu'elles ne sont en rien responsables de la situation, elles pensent qu'elles n'ont plus leur place dans cette société : qui voudrait avoir pour ami quelqu'un qui se plaint tout le temps ? D'où un sentiment d'abandon, pouvant mener certains à envisager les pires actes sur leur propre corps.

Faisons la synthèse de mon enquête sur les causes de cette polémique. Pour ce soir, il me faudra bien faire le point devant un public averti et curieux. Le malade, de son côté, a un vécu personnel de sa maladie, vécu qui n'est pas forcément perçu de la même façon par le médecin qui s'occupe de lui. Il en découle des formes très diverses pour les tableaux cliniques présentés. Mais cela, c'est vrai pour toutes les maladies ! Les médecins ont passé des décennies à expliquer aux patients qu'il faut connaître la cause de la maladie pour pouvoir la traiter correctement. Là, nous payons le prix de notre propre message, car nous considérons que, si nous ne trouvons aucune cause, c'est qu'il n'y a pas de maladie. Enfin, c'est ce que les patients ressentent, et il faut reconnaître qu'ils n'ont pas forcément tort ! Une maladie qui se soustrait à notre raisonnement et à nos recherches, tel serait le profil de la borréliose de Lyme. Serait-elle donc un défi à la médecine ? Mais est-ce vraiment une réalité ou n'est-ce qu'une illusion forgée sur les croyances de patients crédules, ou au contraire prêts à tout pour faire reconnaître « leur » diagnostic ? On ne peut nier qu'il existe de réelles situations complexes où l'analyse médicale scientifique peut être prise en défaut pour identifier la cause du mal. Des maladies bizarres chez des patients perdus. Concernant la borréliose, il faudra attendre les résultats des recherches pour progresser dans nos connaissances. Pour les patients, en revanche, on peut faire quelque chose tout de suite : arrêter de les perdre dans des polémiques irrationnelles basées sur des croyances et sur l'interprétation hasardeuse de publications scientifiques. C'est ce que je vais essayer de faire ce soir devant ce public, qui attend des réponses. Mais, au-delà de cette étrangeté, ne sommes-nous pas face à un exemple caricatural du comportement de notre société vis-à-vis de la maladie ? Les théories du complot, les *fake news,* les angoisses face à la maladie, les exigences en matière de santé et les images de corps parfaits véhiculées par notre société de consommation ne sont-elles pas révélatrices de ce que devient une société qui vise à la perfection dans tous les domaines et qui s'interroge sans cesse pour trouver des réponses à tout ?

Je voulais profiter de l'après-midi pour avancer sur quelques tâches d'enseignement en rédigeant les dossiers qui seront soumis aux étudiants pour les examens de la rentrée. Cela prend beaucoup de temps. Avec la plateforme numérique, il faut bien compter 2 à 3 heures pour venir à bout d'un dossier de quinze questions… quand on n'est pas dérangé ! Autant dire que c'est compliqué à l'hôpital, voire impossible, alors on fait ça à la maison. Il faut prévoir trois dossiers par examen et trois examens par année : neuf dossiers. L'été, j'aime bien prendre un peu d'avance, car on n'a plus trop le temps de se trouver du temps une fois la rentrée universitaire arrivée ! Du coup, on se répartit la tâche avec mes collègues : on se met d'accord sur les chapitres à traiter,

pour éviter de faire deux fois le même dossier. Les actes de candidature se suivent :
– Je prends les endocardites.
– Moi, les méningites.
– Moi, la pathologie du voyageur.
– Moi, les infections respiratoires...
– Bon, Yves, on te laisse les maladies d'inoculation ! La maladie de Lyme, on ne voudrait pas t'en priver !
Un sourire complice se lit sur les lèvres de mon collègue.

Le problème, c'est que la maladie de Lyme est devenue tellement polémique que beaucoup de médecins préfèrent éviter le sujet. Nous en sommes arrivés là ! À force d'entretenir une polémique qui sent la poudre, les médecins préfèrent délaisser cette partie de l'infectiologie. Et on les comprend, car ils n'ont plus l'acharnement nécessaire pour mettre en cause de façon persistante une vision somme toute assez classique de la médecine. L'impact de la polémique sur la médecine est significatif. Cela mérite qu'on se penche sur cette question du rôle de notre société sur le phénomène qui entoure cette maladie.

La société

La borréliose de Lyme, symbolique du rapport de l'homme à sa santé

La santé est un sujet d'inquiétude partagé par tous. Personne n'y échappe, car personne n'est épargné par la maladie. Ni l'argent ni le pouvoir ne protègent. Elle peut devenir une hantise chez ceux qui s'y sentent exposés.

Quand, pour une raison ou pour une autre, ces patients s'analysent, s'auscultent eux-mêmes car ils ne se sentent pas aussi en forme que ce qu'ils souhaiteraient (ou que ne semble l'exiger notre société), alors commence un processus qui peut les amener à s'interroger sur l'existence d'une maladie. Le médecin croit les rassurer quand l'examen clinique et tous les examens complémentaires sont normaux. Dans le meilleur des cas, les patients peuvent entreprendre une réhabilitation dont ils vont être les principaux (parfois les seuls) acteurs. En revanche, quand cette démarche est chaotique car ils n'arrivent pas à se séparer de leurs doutes, le processus peut mener à une remise en question en profondeur : malgré les avis médicaux, leurs maux ne pourraient-ils pas être dus à une maladie ? Une fois que le doute s'est insinué, comment garder assez d'esprit critique pour se dégager de cette sensation d'avoir à portée de main « la » raison de leur malaise ? Et, comme nous sommes tous en partie influençables, c'est alors que la communication et la médiatisation autour de la maladie de Lyme peuvent empirer les choses, car les informations récupérées ne sont pas toutes de premier ordre…

Alors on est prêt à tout, à tout croire et à tout faire. Certains vont jusqu'à mettre en jeu leur vie par un comportement extrême, suicidaire, alors que d'autres vont développer une attitude agressive vis-à-vis de la médecine qui se refuse à valider leurs croyances.

L'après-midi s'annonce chargée. Ma secrétaire m'extrait brutalement de ma conception de dossier d'examen pour me passer un collègue qui cherche un infectiologue susceptible de l'accompagner dans une expertise.

– Oui, passez-le-moi ! dis-je, un peu énervé d'avoir été interrompu à peine le dossier entamé.
– Il s'agit du Dr Muller, il m'a expliqué qu'il a besoin de votre aide…
– OK… Dr Muller ?
– Oui, Pr Hansmann ?
– Bon, je vous prie de m'excuser, mais je ne suis pas sûr d'avoir beaucoup de temps pour participer à une expertise. En ce moment, c'est compliqué… Et les expertises, cela nécessite beaucoup de temps, et c'est ce qui me manque le plus. Par ailleurs… je ne vous cacherai pas que, pour les histoires de maladie de Lyme, je préfère consacrer mon temps à soigner les gens plutôt qu'à leur donner raison ou tort sur le plan juridique… Il y a beaucoup de tensions, avec cette histoire…
– Non, non, Pr Hansmann, rassurez-vous, il ne s'agit pas de la maladie de Lyme ! C'est plutôt un problème d'infection nosocomiale : cela pourrait vous intéresser !

Intéressé ? C'est surtout le patient concerné qui est intéressé ! Que dire, alors que je n'écoute même pas ce que me propose mon collègue et que lui compte me rassurer en me parlant d'infection nosocomiale ? Ces infections qui sont le reflet de la responsabilité médicale envers les patients. Médecine responsable… ou coupable ? Je m'excuse auprès de lui et lui demande un peu de temps avant de répondre. Notre société ne supporte pas les erreurs et les injustices. C'est bien normal, mais c'est devenu un fait de société. Les patients ont des droits. C'est bien normal, mais la médecine n'est pas la justice. Un patient qui tombe malade, ce n'est de la faute ni du médecin ni des autorités sanitaires. Alors, revendiquer le droit de guérir, cela paraît normal, mais guérir peut aussi être difficile, voire impossible dans certaines situations. Il n'y a pas de question de droit dans le fait de vouloir guérir.

Comment le patient en arrive-t-il à être convaincu de sa maladie et à en vouloir à la médecine ?

Il est difficile de répondre précisément à cette question, mais on peut apporter des éléments de réflexion qui touchent à une approche sociétale. Nous avons déjà vu comment le patient, de par son approche de la maladie, s'expose à une certaine désocialisation. Nous avons déjà vu comment le regard que lui oppose notre société pouvait avoir des conséquences sur son ressenti par rapport à sa maladie. La reconnaissance d'être malade est un point fondamental pour les patients.

> Je n'ai pas eu le temps de reprendre mon cheminement mental pour l'élaboration du dossier d'examen. L'expertise, c'est important. Il faut permettre au patient de comprendre et de bénéficier de son droit quand il y a eu injustice, et cela arrive parfois, mais je dois me concentrer sur mon dossier. Avant de m'y remettre, un coup d'œil sur ma messagerie, que je n'ai pas consultée depuis plus d'une heure. Parmi les nouveaux messages, l'un d'eux m'interpelle : « Réunion recherche à Paris la semaine prochaine ». Il faut préparer une ébauche du protocole que nous aimerions mettre en place pour évaluer le risque lié aux piqûres de tique. Je me mets le message de côté : plusieurs heures de boulot pour faire la bibliographie et rédiger un premier jet pour le protocole.

En fait, cette histoire de la maladie de Lyme peut être comprise comme une leçon d'humilité pour l'homme en général, et pour la médecine en particulier. Non, nous ne maîtrisons pas tous les phénomènes qui nous entourent. D'ailleurs, quand on voit combien l'homme parvient à avoir un impact négatif sur son environnement pour des raisons souvent très mercantiles, est-ce bien souhaitable ? À travers cette expérience, nous devons nous rappeler que nous n'agissons qu'avec nos moyens, même s'ils sont de plus en plus importants. Quand on n'y arrive pas, il faut faire appel à notre solidarité, essayer de nous unir pour lutter contre un fléau. Notre société semble passer à côté de cet effort de mise en commun des moyens. On peut mesurer, au travers de la maladie de Lyme, le fossé qui existe entre les exigences des uns et les incapacités des autres. Je constate ces derniers mois une impossibilité pour les uns à accepter la vision des autres. Bien sûr, mes fonctions font que je me positionne en faveur d'une approche scientifique, même si celle-ci ne peut répondre à toutes les interrogations des patients. Il nous faut accepter une approche complémentaire basée sur des principes plus proches de l'humain. On ne peut pas tout démontrer à ce jour, dans notre monde, et il reste une place importante pour l'immatériel, pour ce qui ne relève pas d'une explication rationnelle et scientifique. La plupart d'entre nous conviennent que beaucoup de phénomènes, par exemple notre humeur ou notre caractère, et donc les relations que nous lions avec notre entourage, ne sont pas le fait de mécanismes explicables par un fonctionnement précis et identifiable de notre organisme. Or, dans la polémique qui nous occupe ici, s'est invitée une vision particulière de cette opposition entre fait scientifique et croyance sans fondement : une volonté clairement affichée par certains de vouloir utiliser des arguments scientifiques pour expliquer des choses qui sont de l'ordre des certitudes personnelles. On en revient à : « Si je ne suis pas aussi en forme que mon voisin ou que mon collègue, c'est qu'il doit y avoir une raison… »

Cette façon de vouloir analyser le problème nécessite une démarche extrêmement rigoureuse afin de ne pas tomber dans un travers bien connu des scientifiques : utiliser des observations et les interpréter de façon partiale sans s'assurer que les déductions qui en découlent ne sont pas le fait d'une erreur d'interprétation. Or on constate, en particulier concernant la borréliose de Lyme, que le raisonnement scientifique manque souvent de rigueur. En effet, constater un fait (par exemple la présence de tests positifs pour la maladie de Lyme) ne signifie pas forcément que ce fait est la cause des souffrances. Pour pouvoir établir un lien de cause à effet entre deux faits, par exemple un test sanguin positif et le fait d'avoir une maladie de Lyme, il faut vérifier deux points en même temps :

- que la maladie de Lyme existe bien chez l'ensemble des personnes dont le test est positif ;
- que la maladie est absente chez toutes celles dont le test est négatif.

Pourtant, des « raccourcis » essaient de s'imposer comme des arguments scientifiques pour prouver des théories non validées : si je suis fatigué et si le test de la maladie de Lyme est positif (c'est scientifique, car c'est prouvé par un test biologique), c'est que la maladie de Lyme est la cause de la fatigue… Il s'agit d'un raisonnement erroné, qui « profite » de la difficulté que représente le vrai raisonnement scientifique pour s'imposer auprès de personnes crédules.

La polémique sur les tests diagnostiques

Si l'on prend un exemple simple pour mettre en relief l'exigence de notre société quant à la médecine, on peut évoquer la position de certains patients par rapport aux tests diagnostiques. On entend souvent dire que les tests sérologiques utilisés en France ne sont pas à la hauteur pour le diagnostic de la borréliose de Lyme. Pourtant, ces tests ont fait l'objet de nombreuses validations qui permettent de situer plus ou moins précisément leur capacité à détecter la maladie. Cette capacité est rarement de 100 %, comme pour tout autre test biologique. De son point de vue, le patient peut interpréter ce manque de fiabilité de la façon suivante : le test n'étant pas en mesure de faire le diagnostic dans tous les cas, on ne peut pas éliminer la maladie s'il est négatif. Dans les faits, le diagnostic repose souvent sur un ensemble d'arguments. Par exemple, dans le domaine des maladies infectieuses, il existe beaucoup de situations pour lesquelles les examens ne sont pas toujours informatifs : on peut souffrir d'une méningite sans pour autant trouver la bactérie incriminée, avoir une pneumonie bien que les radiographies apparaissent normales... Le diagnostic repose alors sur d'autres éléments. Dans nos exemples, l'ensemble des analyses du liquide cérébrospinal va confirmer la méningite et l'auscultation pulmonaire, voire un scanner du thorax, la pneumonie. Les tests sérologiques reposant sur le même principe que ceux de la maladie de Lyme, à savoir la mise en évidence des anticorps, sont régulièrement pris en défaut. Quelques sérologies sont réputées très fiables : celles pour le diagnostic de l'infection à VIH et pour les hépatites. Pour d'autres infections virales, comme la mononucléose infectieuse, bactériennes, comme la légionellose, ou parasitaires, comme les kystes hydatiques, une sérologie négative n'élimine pas le diagnostic et, à l'inverse, une sérologie positive n'affirme pas le diagnostic. On fait alors appel à un ensemble de données (renseignements cliniques, autres tests biologiques, examens complémentaires radiologiques...) pour émettre une hypothèse sur un faisceau d'arguments solides. Plus ces faisceaux sont solides et moins on se trompe. L'inverse est vrai aussi : si on se base sur un seul élément diagnostic, le risque de se tromper est d'autant plus grand que cet élément manque de fiabilité. Cette problématique montre combien l'analyse d'une donnée médicale peut exposer à des interprétations différentes, difficiles à mettre en application en pratique face à un patient.

Il est de notre devoir de médecin d'expliquer notre démarche au patient, de faire preuve de pédagogie pour qu'il puisse comprendre nos choix. En revanche, il n'est pas acceptable de faire preuve de simplification à outrance. Faire croire à un patient qu'un diagnostic est évident quand les arguments manquent, c'est faire part de légèreté. C'est égarer le patient vers une solution trop facile, qui risque fortement de se révéler fausse. Pour la borréliose de Lyme, on ne peut affirmer le diagnostic sur des arguments aussi peu fiables que des symptômes peu évocateurs ou des tests biologiques non validés (par exemple ceux utilisés en laboratoire vétérinaire), autant de pièges vers lesquels le patient est précipité, poussé par des discours médicaux peu scrupuleux ! La médecine reste une pratique rigoureuse mais parfois difficile, qui repose en grande partie sur la qualité du diagnostic, lequel ne doit faire aucune concession à des convictions ne reposant pas sur des fondements scientifiques. Malheureusement, on voit trop souvent dans la polémique autour de la maladie de Lyme des collègues adopter un positionnement pour le moins difficile à comprendre, utiliser leur qualité de scientifiques pour affirmer des contre-vérités : dire que la sérologie n'est pas fiable ne veut au fond rien dire du tout. Il faut savoir comment utiliser le résultat de la sérologie et intégrer ce dernier à notre raisonnement diagnostique en l'associant aux autres éléments, en particulier cliniques, pour arriver au diagnostic le plus juste.

De même, une étude scientifique ne peut s'interpréter autrement que dans son ensemble et sans parti pris. Il s'agit de la base même de la médecine, que nous nous devons de respecter. Cette base a permis de faire de la médecine ce qu'elle est actuellement, c'est-à-dire un merveilleux outil permettant à des milliards de personnes à travers le monde de se soigner. Remettre en cause les principes de base de la médecine scientifique actuelle, c'est prendre le risque de déstabiliser l'équilibre même de notre société.

Il reste des zones d'ombre pour la plupart des maladies que nous rencontrons : faiblesses diagnostiques, incertitudes thérapeutiques… La médecine ne sort pas toujours gagnante contre la maladie, même s'il est de notre devoir de faire au mieux, et ce sont bien les patients qui en souffrent. Apporter des réponses rapides et efficaces, c'est notre objectif, au quotidien comme dans les projets les plus élaborés.

> Grosse discussion entre collègues du pôle de médecine. Quelques-uns ont des doutes. La nuit a été compliquée à gérer. Le médecin d'astreinte, à son domicile, doit épauler l'interne présent sur place, à l'hôpital. Celui-ci a pour charge de gérer les problèmes courants pouvant survenir

la nuit chez les patients hospitalisés, des patients parfois si fragiles qu'à tout moment peuvent survenir des complications. Il doit aussi gérer les admissions provenant du service des urgences. En cas de difficultés, il a pour consigne de s'adresser au chef d'astreinte. Cette nuit, il y a eu quelques tensions. Les urgentistes se sont plaints du manque de réactivité de notre interne, qui a refusé de prendre en charge des patients alors qu'il restait un lit disponible. Le chef d'astreinte n'a pas été prévenu. À cette heure, nous ne savons pas ce qui justifiait le refus, car l'interne de garde est rentré chez lui et il n'a rien transmis au collègue à qui il a confié le téléphone de garde… Pas moyen d'avoir des détails sur cette histoire. Les enjeux sont importants, car on confie la garde du service, avec son lot de problèmes à résoudre, à de jeunes internes. À défaut d'avoir des connaissances et une expérience suffisante, un interne doit être en mesure de reconnaître les situations délicates qui nécessitent l'appel du médecin d'astreinte. C'est un point sur lequel on ne peut pas transiger.

– Est-ce qu'on peut considérer qu'il est vraiment fiable ? s'enquiert mon collègue immunologiste.

– Il est de nouveau de garde le week-end prochain. Ce ne sera pas que la nuit à gérer, mais toute la journée aussi ! ajoute le collègue interniste.

La discussion s'anime.

– Si on lui demande de doubler ses gardes avec un autre interne, il faudra trouver cet autre interne pour assurer.

– Il faut parler avec lui. Il faut comprendre ce qui s'est passé avant de prendre une décision.

– Moi, je te dis qu'il n'est pas fiable. Lors de la visite aussi, j'ai repéré des flottements.

– Pas fiable ! Qu'est-ce que ça veut dire ? Il faut lui rappeler les règles des gardes, c'est tout…
– S'il n'appelle pas le chef d'astreinte, moi je dis qu'il n'est pas fiable… et s'il y a un problème durant une garde, c'est nous les responsables.
– Il faut définir avec lui ce qu'on attend de la part de quelqu'un de « fiable »…
– On dirait Yves qui parle de la sérologie Lyme, rétorque un autre collègue histoire de détendre l'atmosphère. Pas fiable, pas fiable : qu'est-ce que ça signifie vraiment ?
– Tu ne vas pas t'y mettre aussi ! On se concentre sur notre jeune collègue ?
Lyme me poursuit aujourd'hui…

Au fond, c'est juste, ce que dit mon collègue. Je m'emporte parfois un peu quand on parle des tests diagnostiques de la maladie de Lyme. C'est tellement important de nos jours de pouvoir faire un diagnostic en médecine. Tout le raisonnement est basé sur ce principe : on identifie la maladie, et surtout sa cause, et en fonction de cela on lance un traitement adapté à la situation. La polémique sur les tests est donc fondamentale, or elle a pris d'emblée des chemins tortueux car elle se fonde sur des malentendus qui ont été érigés en principes de base. Le premier malentendu est une évidence : les tests dont nous disposons à ce jour sont en difficulté pour assurer un diagnostic de maladie de Lyme. Tout le monde est d'accord sur ce point. Cela semble paradoxal au premier abord car, dans la polémique, on oppose les « défenseurs » (nous, les médecins) aux « détracteurs » (les polémistes) des tests sérologiques, alors que nous disons tous que les tests ont leurs limites… mais pas avec les mêmes mots.

Là où nous défendons l'idée que la sérologie peut être utile et qu'elle nécessite une part d'interprétation, les autres prétendent que la sérologie est inutile, voire juste à jeter à la poubelle... Or, quand on dit d'un test qu'il n'est pas fiable, cela n'a pas de signification précise. Les détracteurs comprennent qu'il ne sert à rien. La valeur d'un test se mesure par des calculs précis. Combien de personnes ayant une maladie donnée ont un test positif ? Combien de personnes n'ayant pas la maladie ont un test négatif ? Ces deux points n'ont pas la même signification. Il arrive qu'un test détecte trop de maladies (quand il est positif chez des patients n'ayant pas la maladie), et qu'un autre n'en détecte pas assez (quand il est négatif chez des patients qui ont réellement la maladie). Pour la sérologie de Lyme, les détracteurs ont compris que ce test « non fiable » ne détectait pas les patients malades. En fait, le premier problème du test n'est pas celui-ci, mais le fait que certaines personnes ont une sérologie positive sans avoir la maladie. C'est assez fréquent, en particulier parce que les anticorps détectés dans la sérologie ne témoignent que de la cicatrice immunitaire d'une infection ancienne, une infection guérie dans la grande majorité des cas. Il est par conséquent important de savoir de quoi on parle : de sensibilité du test ou de spécificité du test ? Les conséquences pour l'utilisation en pratique seront totalement différentes selon qu'on manque de sensibilité ou de spécificité. Affirmer que le test n'est pas fiable, c'est totalement réducteur et ça n'a que peu de sens en réalité.

C'est un peu le combat entre les inquiets qui ont peur de rater une maladie dont ils pourraient être porteurs et les inquiets qui ont peur qu'on leur annonce une maladie qu'ils ne veulent pas avoir !

Le quotidien se rappelle à moi sur cette réflexion.
– Monsieur Hansmann, c'est le responsable des urgences. Vu la fermeture des lits, il souhaite avoir votre accord pour hospitaliser un patient dans le service d'ophtalmologie.
– Oui, merci, je prends la communication. Un patient avec une suspicion de paludisme… mais il n'y a pas de signes de gravité ?… Et le diagnostic est confirmé… les résultats sont en attente… en raison de la fermeture des lits l'été… Bon oui, bien sûr, on devrait pouvoir faire un lit. Je vais voir avec mes collègues d'ophtalmologie.
L'ophtalmologie est le service à côté du nôtre. Nous avons une convention. Ils nous prêtent des lits… dans la limite de l'acceptable pour eux comme pour nous. D'abord, ils confirment leur accord, puis je transmets aux urgences. Je transmets aussi à notre interne pour qu'il aille rapidement jeter un coup d'œil.
Cette petite histoire me fait penser à autre chose et me donne quelques idées pour l'examen à venir pour les étudiants de quatrième année : et si je leur posais une question sur le paludisme plutôt que sur Lyme ? Je n'ai pas le temps de répondre à cette question.
– Monsieur Hansmann, le Dr Schmitt souhaite avoir le courrier de son patient : il est rentré depuis deux semaines et il n'a pas eu la lettre définitive.
– Mais la lettre est-elle déjà dictée ?
– Non, l'interne qui devait la dicter est en formation.
– Bon, il faut voir avec son collègue… euuh… vous regardez s'il y a une lettre provisoire sur le dossier médical informatisé ?
– Ah oui, je vais voir, je crois qu'il y a quelque chose… mais il faudrait la compléter et ajouter une conclusion.
– Je m'en occupe.

Je pianote sur mon clavier pour me déplacer dans le logiciel poussif qui nous sert de dossier médical. Quelques mots de conclusion… Heureusement que je me souviens bien de son histoire…
Mon voyage dans le monde informatique me rappelle une autre réalité : les lettres que je devais signer depuis cinq jours. J'ai oublié, il faut que je m'en occupe rapidement.
– Monsieur Hansmann ? C'est le service d'ophtalmologie. Ils veulent vous parler.
– Oui, désolé de vous déranger, c'est l'interne du service… au sujet du patient des urgences, le diagnostic de paludisme est confirmé. Il a 40 °C de fièvre, et a l'air un peu ralenti.
– Bon, il faut le surveiller de près. Il faut vite le traiter.
– Le problème, c'est qu'il n'y a pas de médicaments contre le paludisme disponibles dans la pharmacie d'ophtalmologie. Je voulais voir avec la pharmacie centrale sur le conseil des infirmières, et le pharmacien se pose des questions : pourquoi des médicaments contre le paludisme en ophtalmologie ? Vous pouvez les prendre au téléphone ?
– Non, va récupérer les traitements dans le service des maladies infectieuses, ce sera plus simple, il est juste à côté.
À peine raccroché, je me demande quelle sera la prochaine demande. En attendant, tous mes travaux de l'après-midi stagnent. Rien ne se règle, rien n'est fini. On aimerait progresser, avancer et tourner la page des tâches accomplies… C'est un mal chronique. Chronique comme…

Pourquoi le qualificatif de « chronique » est-il si important ?

Qualifier de « chronique » la maladie de Lyme est une revendication constante dans le discours des patients qui ont suivi le processus décrit ci-avant. Pour la médecine, « chronique » s'oppose à « aigu » et détermine une maladie qui dure longtemps ; à cette notion de durée s'ajoute une connotation d'impossibilité de traitement radical. À « chronique » s'associent également le qualificatif « complexe » et le sentiment qu'on se trouve face à quelque chose dont on ne se séparera pas et qui va changer la vie. L'accompagnement médical est alors fondamental pour atténuer cette complexité. Les maladies chroniques les plus connues sont des affections comme le diabète, l'hypertension artérielle ou la cirrhose. Dans ces situations, la chronicité est clairement associée à l'absence de traitement « éradicateur ». Le patient doit apprendre à vivre avec sa maladie. C'est ce que la médecine lui propose tout en lui garantissant de limiter les complications de la maladie grâce à diverses interventions thérapeutiques. Il est intéressant, à ce titre, de prendre exemple sur cette médecine des affections chroniques et sur la façon dont elle peut apporter un soutien au patient. L'éducation thérapeutique est un aspect important dans la prise en charge des patients atteints de maladie chronique. Dans leur ouvrage consacré à l'éducation thérapeutique[8], Anne Lacroix et Jean-Philippe Assal apportent un regard sur les différents processus qui entrent en jeu chez le patient qui découvre le diagnostic de maladie chronique. Ils expliquent que l'annonce de ce diagnostic est perçue comme un deuil de leur vie antérieure, quand la maladie n'existait pas. L'accompagnement consiste alors à leur faire accepter cette nouveauté qu'est la maladie qui va les accompagner tout le reste de leur vie. Ce deuil peut nécessiter une période initiale de révolte qui va les amener, dans un deuxième temps et après différentes phases du processus, à une acceptation. Les auteurs évoquent des situations où ce deuil ne peut être réalisé totalement du fait d'un déni ou d'un refus du diagnostic.

À travers cette description, on comprend bien que le processus de la maladie de Lyme ne répond pas aux mêmes règles, surtout quand le diagnostic n'est pas établi par la médecine mais par le patient lui-même. Cette situation est fréquente quand le médecin réfute le diagnostic de maladie de Lyme à l'encontre de l'avis du patient. Il n'y a alors aucune annonce médicale, et donc aucune des informations qui doivent accompagner ce type d'annonce : le patient ne reçoit pas du médecin les clés qui lui permettraient de comprendre et de se projeter dans son nouveau mode de vie. À un patient à qui on annonce un diabète, on explique que le traitement par insuline n'empêche pas de garder son autonomie, qu'il va pouvoir gérer son traitement lui-même et que cela peut lui donner des garanties pour empêcher les complications. On positive, pour tourner au plus vite la page du choc du diagnostic. Si cette préparation ne se fait pas, le travail de deuil ne pourra pas reposer sur la démarche classique de l'éducation thérapeutique. Ce n'est pas la médecine qui doit convaincre le patient de sa maladie, mais le malade qui doit se rendre compte de sa situation avec l'aide du médecin. En l'absence d'annonce diagnostique, les rôles sont inversés, et la réponse apportée par la médecine ne pourra plus correspondre à cet accompagnement tellement utile dans d'autres circonstances. La seule solution pour le patient est alors d'accéder à l'étape thérapeutique radicale. L'hypothèse d'une maladie infectieuse, causée par un agent pathogène, devient alors l'explication idéale, alliant le caractère chronique à la capacité de pouvoir se débarrasser une fois pour toutes de ce microbe. Le patient touche à cet espoir quasi inespéré de pouvoir bénéficier d'un traitement qui le guérira de son affection chronique. Quel patient diabétique ou hypertendu ne rêverait pas de ce type de solution ?

Dans cette quête diagnostique, avoir une maladie infectieuse, donc « guérissable », devient aussi désirable qu'un verre d'eau pour un patient en état de déshydratation : c'est vital !

Alors, la maladie de Lyme est-elle une maladie chronique ? Il faut reconnaître que nous préférons éviter ce terme qui renvoie à une maladie qui persiste à vie. Il est vrai que la maladie peut durer longtemps tant qu'elle n'est pas traitée, mais elle reste une infection curable. Pour reprendre la démarche évoquée ci-dessus : il n'y a pas de deuil à faire de sa vie antérieure à la maladie ; il n'y a pas lieu de modifier son quotidien pour s'adapter à cette nouvelle situation. On reste dans l'idée de s'en débarrasser, même s'il peut persister des traces. Le terme « chronique » ne sied donc pas à cette maladie. Il sous-entend quelque chose d'irrévocable que nous rejetons. Nous préférons ne pas suggérer au patient que la guérison ne sera pas possible, car cela entraînera un désespoir bien compréhensible, mais totalement inacceptable au vu des chances réelles de succès des traitements. Le terme « chronique », avec sa signification péjorative, doit donc être évité, à moins qu'on ne souhaite plonger les patients dans un marasme dont ils auront toutes les peines du monde à sortir.

Comment en est-on arrivé là ?

Pourquoi cette polémique a-t-elle commencé ? Cette question, tout le monde se la pose sans pouvoir apporter de réponse claire. Beaucoup de personnes situent le début de la connaissance de la maladie dans les années 1970, lors de l'épidémie qui a sévi dans le comté de Lyme. Cette épidémie a été vécue comme un événement mystérieux, un mal inconnu dont souffraient brutalement nombre de patients. Comme pour tout phénomène non connu, les avis initiaux ont été divergents, car aucune donnée précise ne permettait d'élaborer des hypothèses fondées. Chacun y est allé de son impression, souvent sous l'influence de facteurs extérieurs, voire sous l'influence de ses propres craintes ou de ses propres croyances. Dans ce contexte, l'apport des données scientifiques apparaît comme le point de départ d'une réflexion plus rationnelle et en général plus apaisée. La problématique est que les données scientifiques mettent du temps à être validées. Comme dans tout autre domaine en médecine, il faut des années, voire des décennies, pour accumuler assez de données pour y voir clair. Pendant ce temps, rumeurs et théories peuvent continuer à se propager.

L'épidémie initiale de Lyme a résonné comme un événement révélateur d'une méconnaissance médicale. Les difficultés pour confirmer le diagnostic, du fait de la quasi-impossibilité à mettre en évidence la bactérie sur des prélèvements de routine, ont contribué à donner à cette infection son caractère mystérieux : les tests biologiques n'étant pas en mesure d'identifier la bactérie, qui me dit que je ne la porte pas en moi ?

Le caractère prolongé de certains symptômes et l'absence d'anomalies patentes sur les divers examens réalisés ont contribué à confronter la médecine à ses faiblesses pour comprendre des phénomènes mal étiquetés. L'hypothèse de la maladie de Lyme est venue, dans ce contexte, apporter une solution intéressante permettant à des patients pour qui la médecine n'avait pas réussi à faire la part des choses de se raccrocher à une maladie mieux définie et susceptible de répondre à un traitement. De la rumeur est née une vérité ! Ce n'est pas la meilleure façon de rester rationnel, comme le montre la suite des événements. La maladie a pris la forme d'une sorte de « révélation » pour certains, ce qui lui a donné un statut quasi magique : ça y est, la solution à toutes les interrogations est là, à portée de main.

C'est aussi à ce moment que les progrès scientifiques ont permis de faire le tri entre les manifestations clairement attribuables à la borréliose de Lyme et les autres manifestations, qui restent avec leur lot d'interrogations. Les patients à qui on (la médecine) avait fait miroiter la fin de leurs souffrances chroniques et qui pensaient avoir trouvé « leur » solution mais qui n'avaient pas les « critères » de la borréliose de Lyme voyaient en fait s'échapper une nouvelle fois leur objectif de guérison. Ce point doit être très difficile à accepter : le patient pense toucher au but, et celui-ci lui échappe au dernier moment ! On comprend combien cette situation peut être vécue comme une injustice. Certains interprètent ce point comme le refus de la science de leur accorder ce qu'ils demandent et vont diriger leur colère sur la médecine, qui n'a pas su comprendre cette colère. Souvent, plutôt que de chercher à aider les patients, elle a rejeté en bloc leurs demandes au travers de certaines prises de position, or la principale était d'aboutir à un diagnostic qui leur ouvrirait la voie vers un traitement.

On sait combien le diagnostic tient une place importante, centrale, dans la démarche médicale occidentale. C'est lui qui va déterminer la prise en charge thérapeutique, et cela est profondément ancré dans notre culture. Il est donc difficile d'accepter, pour le médecin comme pour le patient, qu'on puisse établir une stratégie thérapeutique sans avoir de diagnostic. Cela contribue même à augmenter le risque d'échec, car le patient est bien conscient du caractère incertain de cette démarche : sans preuve, comment s'assurer que le traitement est adapté alors que le principe de base de la médecine s'appuie justement sur « un traitement pour un diagnostic » ?

Le soir approche. Je me prépare pour la conférence, je vérifie mon diaporama… et me jette dans l'arène.

– Mesdames et messieurs, bonsoir et merci d'être venus aussi nombreux pour discuter de cette maladie dont on entend tant parler… et dont je vais essayer de vous dévoiler quelques secrets…

Maladie de Lyme ou borréliose de Lyme ?

Rôle et classification des *Borrelia*

La maladie de Lyme est due à une bactérie appelée *Borrelia burgorferi.* Les bactéries représentent une partie de ce qu'on appelle communément « microbes », des micro-organismes capables de se reproduire seuls ou à l'aide d'autres cellules. Nous connaissons, parmi eux, les virus, les champignons, les parasites et les bactéries. Ces micro-organismes peuvent être à l'origine de maladies appelées « infections » chez des êtres vivants complexes, comme l'homme. Tous ne représentent pas un danger pour ce dernier ; au contraire, nombre d'entre eux nous sont même indispensables, comme les bactéries présentes dans notre tube digestif, qui contribuent à la digestion des aliments.

Comme pour l'ensemble des êtres organiques, les bactéries sont classées par familles, genres et espèces. Cette classification se basait initialement sur des caractères morphologiques, selon la forme et la capacité des bactéries à être mises en évidence par certaines colorations. Les bactéries du genre *Borrelia* font partie de la famille des spirochètes. C'est à leur forme spiralée qu'elles doivent leur nom. Cette famille compte plusieurs représentants, dont les plus connus, en dehors de *Borrelia,* sont *Treponema,* agent de la syphilis, infection sexuellement transmissible dont les caractéristiques cliniques sont assez proches par certains points de la maladie de Lyme, et *Leptospira,* agent de la leptospirose, maladie transmise par les déjections de rats dans les milieux humides, dont les caractéristiques cliniques sont plus proches des fièvres récurrentes dont nous allons parler ci-dessous.

Actuellement, la classification des bactéries repose avant tout sur des caractères génétiques. C'est l'analyse de l'ADN bactérien qui permet de regrouper les bactéries en différentes familles, lesquelles se caractérisent souvent par des traits communs. En médecine, l'intérêt est de pouvoir associer à un type donné de bactéries une maladie précise. Les maladies provoquées par les différentes bactéries d'une même famille sont souvent assez proches dans leur expression clinique chez l'homme. À titre d'exemple, les infections urinaires sont le plus souvent en rapport avec des bactéries du groupe des entérobactéries (*Enterobacteriacae*). Elles ont des caractéristiques morphologiques communes et sont sensibles au même type d'antibiotique. De même, le genre staphylocoque est représenté par deux groupes de bactéries. Celui des staphylocoques dorés (*Staphylococcus aureus*) est le plus connu. L'autre groupe est représenté par plusieurs espèces classées sous la dénomination staphylocoques blancs ou staphylocoques à coagulase négative. Le point commun de ces deux groupes de bactéries, c'est qu'elles peuvent être présentes sur notre peau. Une effraction cutanée représente donc une porte d'entrée possible. Cependant, le staphylocoque doré possède des facteurs de virulence absents chez la plupart des staphylocoques blancs : en pratique, il est susceptible de provoquer des infections bien plus graves que les staphylocoques blancs. Dans un même genre, les différents groupes de bactéries se caractérisent donc par certains points communs, mais aussi, selon les espèces, par des points divergents. Dans la famille des *Borrelia,* on distingue deux grands groupes de bactéries qui se différencient par le type de manifestations cliniques auxquelles elles sont associées.

Les *Borrelia* du groupe des fièvres récurrentes

Les plus anciennement connues sont les *Borrelia* du groupe des fièvres récurrentes. Elles se manifestent par de la fièvre qui évolue, selon l'espèce de *Borrelia,* en périodes fébriles de quelques jours qui se succèdent sur plusieurs semaines, entrecoupées par des phases sans fièvre. Ces *Borrelia,* bien connues dans les régions tropicales, peuvent être transmises par des tiques ou d'autres arthropodes. Les fièvres récurrentes qu'elles provoquent sont présentes dans des environnements différents selon l'habitat préférentiel des tiques incriminées. Par exemple, si la tique vectrice supporte bien la chaleur et la dessiccation, alors la fièvre récurrente qui lui est associée sera présente dans les milieux chauds et secs ; si la tique préfère les endroits frais et plus humides, à l'instar d'*Ornithodorus moubata porcinus,* les infections transmises seront plutôt présentes dans des habitations de type troglodytique. Certaines de ces fièvres récurrentes sont transmises par les poux (fièvre récurrente liée à *Borrelia recurrentis*), et par conséquent favorisées par l'hygiène précaire, favorable à la prolifération de ces parasites.

Ces fièvres récurrentes ont pour particularité de provoquer des manifestations cliniques marquées par la récidive de la fièvre, récidive due à un échappement transitoire de la bactérie au système immunitaire. Ce dernier, qui nous défend contre les infections, doit dans un premier temps identifier un élément, appelé « antigène », comme ne nous appartenant pas (« non soi »), puis développer des mécanismes qui auront pour objectif de détruire toutes les structures porteuses de cet antigène. Pour les fièvres récurrentes, il va se mettre en place une sorte de compétition entre la bactérie et le système immunitaire, où la première va se modifier au fur et à mesure des mécanismes de reconnaissance mis en place par le second. Il en résulte une succession de phases fébriles correspondant aux périodes où la bactérie échappe au système immunitaire. Cependant, plus le temps passe et moins la bactérie est performante, et elle finit par perdre face au système immunitaire…

En pratique pour cette infection, le risque le plus important se situe lors de la phase initiale de l'infection ; passé celle-ci, la bactérie arrive peut-être à éviter le système de reconnaissance dans un premier temps, mais elle finit par se faire « rattraper » par le système immunitaire. Une certaine *Borrelia* à l'origine de fièvres a été mise en évidence très récemment dans des régions tempérées. Il s'agit de *B. miyamotoi,* qui peut être transmise par des tiques présentes dans nos régions[1]. Cette *Borrelia* a pour caractéristique d'être présente dans le sang circulant ; elle peut y être identifiée, ce qui permet de diagnostiquer la maladie.

Borrelia burgdorferi, agent de la maladie de Lyme

Les *Borrelia* n'appartenant pas au groupe des fièvres récurrentes ont été mises en évidence plus récemment et renommées *Borreliella.* Cela vient probablement du fait qu'elles sont moins « expressives » dans les maladies qu'elles provoquent : leur présence est plus discrète dans notre organisme, et les maladies qu'elles provoquent évoluent parfois pendant plusieurs mois, voire plusieurs années, en l'absence de traitement. *Borrelia burgdorferi,* l'agent de la maladie de Lyme, en est le représentant principal. Des critères génétiques extrêmement précis ont permis de séparer cette espèce bactérienne en différentes sous-espèces très proches les unes des autres.

B. burgdorferi sensu lato (au sens large) regroupe l'ensemble de ces sous-espèces, et de nouvelles sous-espèces sont régulièrement découvertes. Les trois les plus fréquemment identifiées chez l'homme sont *B. burgdorferi* sensu stricto (« au sens strict »), *B. garinii* et *B. afzelii.* La première est l'espèce majoritaire aux États-Unis, alors qu'en Europe les trois espèces sont présentes. D'autres espèces capables de provoquer des infections chez l'homme ont été découvertes en Europe, mais elles ne représentent qu'une faible minorité des bactéries du groupe *Borrelia burgdorferi* sensu lato. Il s'agit de *B. spielmanii* et *B. bavariensis,* qui ont pu être mises en évidence chez des patients présentant des symptômes de maladie de Lyme. D'autres *Borrelia* n'ayant jamais été identifiées au cours des maladies humaines existent uniquement chez les tiques. D'autres encore ont pu être isolées occasionnellement chez l'homme, comme *B. valaisiana,* ou *B. lusitaniae,* mais sans pouvoir être associées de façon certaine à des manifestations cliniques.

Structure et mécanisme d'invasion de *Borrelia*

Sur le plan bactériologique, les bactéries de ce groupe ont la capacité d'être mobiles du fait de mouvements induits par la contraction de fibres leur conférant cet aspect caractéristique de reptation. Elles possèdent aussi, à l'instar de beaucoup d'autres bactéries, des flagelles, structures présentes à leur surface ayant un aspect de queue et qui contribuent à la mobilité des bactéries.

Elles se caractérisent aussi par la présence d'antigènes, des molécules reconnues par le système immunitaire, souvent présents à leur surface. Ils représentent le point de départ du système de reconnaissance immunitaire d'un hôte donné. Celui-ci va identifier ces antigènes comme étant des structures n'appartenant pas à cet hôte, ce qui va déclencher une succession de phénomènes dont le but sera de se débarrasser de l'intrus. Ces antigènes peuvent être communs ou spécifiques d'une famille, d'un genre, d'une espèce, voire d'une sous-espèce, de bactéries. Plusieurs types d'antigènes ont pu être identifiés sur *Borrelia,* avec une spécificité plus ou moins importante*. Certains d'entre eux ont une fonction très importante pour la survie de la bactérie ou pour les dégâts provoqués chez un hôte. Les principaux antigènes connus sont dénommés OspA et OspC.

Sur le plan génétique, *Borrelia* possède un matériel constitué en grande partie de plasmides, des fragments d'ADN séparés du chromosome bactérien principal. Ces

* La spécificité est la caractéristique d'un élément qui est propre à une structure donnée. Pour les bactéries, dire qu'un antigène est spécifique signifie que cet antigène n'est présent sur aucune autre bactérie.

plasmides ont la capacité d'échanger plus facilement des informations génétiques avec des bactéries voisines, leur conférant une capacité d'adaptation plus grande.

Chez *Borrelia,* ces plasmides sont nombreux (23 ont été identifiés). Ils sont le siège préférentiel de matériel génétique à l'origine de facteurs de virulence, c'est-à-dire des fragments génétiques codant pour des protéines dont le rôle permet à la bactérie de persister ou de se multiplier dans un organisme hôte. Par exemple, des structures bactériennes comme la protéine VlsE jouent un rôle dans l'échappement au système immunitaire par l'intermédiaire de variations antigéniques. D'autres molécules de surface sont capables d'inhiber l'action du système du complément, l'un des mécanismes de défense contre les agents infectieux. Parmi les molécules les plus importantes, OspA est une lipoprotéine de surface qui confère à *Borrelia* des propriétés d'adhérence et qui permet à la bactérie d'être attachée à la muqueuse intestinale de la tique. Une fois *Borrelia* inoculée à l'homme, c'est la protéine OspC qui entre en action. En effet, cette protéine n'est exprimée par la bactérie qu'après le repas sanguin de la tique. Son expression est indispensable à l'invasion de l'hôte sur lequel la tique a fait son repas, en particulier pour la dissémination de la bactérie dans les organes profonds. En association avec d'autres protéines contenues dans la salive de la tique (salp 15), OspC inhibe l'action des premières lignes de défense spécifiques contre *Borrelia* médiées par les lymphocytes CD 4. Il apparaît que l'invasion de l'hôte par *Borrelia* est le fait d'une coopération entre la bactérie et des éléments propres à la tique[2]. Le vecteur est par conséquent un élément indispensable pour permettre la transmission à l'homme, non seulement par son action d'« inoculateur », mais aussi par des interactions à l'échelle moléculaire entre la bactérie et des éléments propres à la tique : on définit ainsi la notion de « compétence vectorielle ». En d'autres termes, sans le vecteur, la capacité de la bactérie à envahir un organisme hôte ne sera pas la même car il lui manquera des facteurs facilitants[3].

Identification de *Borrelia*

Sur le plan du diagnostic microbiologique, l'ensemble des spirochètes sont des bactéries difficiles à mettre en évidence. Les techniques d'identification des bactéries communément utilisées en diagnostic clinique font appel à la mise en culture sur des milieux riches, propices au développement des bactéries, ce qui permet leur multiplication sous forme de « colonies » devenant visibles à l'œil nu. Ces techniques sont utilisées en routine pour de nombreuses infections. Par exemple, pour les infections urinaires, les entérobactéries sont capables de se multiplier très vite en se divisant toutes les 20 minutes à 37 °C, ce qui permet de rendre une colonie visible en 24 à 48 heures après incubation dans une étuve à température idéale. Les spirochètes, eux, sont des bactéries de culture très difficile. Les *Borrelia* nécessitent des milieux de culture très spécifiques et une incubation prolongée de plusieurs semaines pour pouvoir devenir identifiables. De plus, leur très faible quantité dans les tissus infectés rend leur détection très aléatoire.

Les techniques de mise en évidence plus récentes, comme la détection de l'ADN bactérien, sont plus performantes, permettant d'identifier plus rapidement ces bactéries. Cependant, si elles sont capables de mettre en évidence des bactéries de façon plus sensible (c'est-à-dire dans des situations où la culture n'a pas réussi à mettre évidence *Borrelia* chez des patients infectés), elles restent imparfaites, surtout au cours des formes tardives de la maladie de Lyme, et nécessitent la réalisation de prélèvements tissulaires profonds, là où se trouve la bactérie. De surcroît, ces techniques ne sont pas encore utilisables en routine et ne peuvent être effectuées que dans des laboratoires spécialisés, comme le Centre national de référence des *Borrelia* à Strasbourg, possédant l'expérience et le matériel indispensable[4]. En général, chaque pays possède un laboratoire de référence à la pointe de la recherche et de la détection des *Borrelia.* Ces laboratoires travaillent ensemble pour faire progresser nos connaissances, en analysant par exemple les tests existants, comme certaines sérologies, afin de mettre les meilleurs d'entre eux à la disposition des patients. Ils ne font pas de concessions à la polémique en mettant sur le marché des tests qui n'ont fait l'objet d'aucune validation scientifique. Ils n'ont pas d'intérêts financiers, car ils n'ont aucune activité d'ordre commercial. Par exemple, l'Allemagne, si souvent montrée en exemple, compte un seul centre de référence, dont les positions sont très proches du centre de référence français. D'autres laboratoires existent en Allemagne qui revendiquent une expertise sur la maladie de Lyme, mais ils ont une activité commerciale et aucune activité de recherche, ce qui rend leur expertise en ce domaine très critiquable.

Quelle différence entre « borréliose » et « maladie » de Lyme ?

Aux yeux des non-médecins, les docteurs en médecine sont d'impardonnables obsessionnels de la sémantique. Comment nommer de la meilleure façon une maladie ? Cette question peut sembler futile pour le patient, qui se moque bien du nom que l'on donne à sa maladie. Lui, il s'inquiète d'abord de la façon dont il va pouvoir se débarrasser de cette maladie.

Alors, borréliose de Lyme ou maladie de Lyme, affaire de spécialistes ? Pas si sûr ! C'est un lieu commun de dire que l'on ne connaît bien que ce qui s'énonce bien. Dans le domaine scientifique (comme dans d'autres domaines), la précision de l'appellation d'une maladie permet de ne pas se perdre dans le labyrinthe de l'incertitude. Pour que nous puissions nous comprendre, il est important d'utiliser des termes qui revêtent une signification précise. En médecine, c'est particulièrement crucial, car d'un nom donné à un diagnostic va découler une prise en charge, la plus précise possible. Si, dès le départ, on parle de choses différentes, alors la prise en charge devient impossible à définir.

Il en va ainsi pour la maladie de Lyme. Ce nom, donné au début des années 1980 à la suite de l'épidémie d'arthrite constatée dans le comté de Lyme, aux États-Unis, épidémie qui a permis d'identifier *Borrelia* comme étant la cause de la maladie de Lyme, est resté à la postérité. Pourtant, on s'est vite rendu compte que cette maladie n'était pas propre à cette région des États-Unis. Ce nom n'a par conséquent aucune justification médicale.

De plus, la polémique s'est invitée dans le débat. Des médecins, n'ayant pas la possibilité de mettre en rapport *Borrelia* avec un ensemble de signes décrits par certains patients, ont imaginé que cette maladie de Lyme pouvait être due à d'autres agents infectieux. Il en résulte une tendance à appeler « maladie de Lyme » un ensemble de symptômes survenant à la suite d'une piqûre de tique. Cependant, en médecine, nous sommes attachés à la compréhension des phénomènes : le rôle de *Borrelia* dans certains symptômes, typiques de la « borréliose de Lyme », n'est plus à démontrer ; en revanche, si on attribue d'autres symptômes à d'autres agents pathogènes, par exemple dans les formes chroniques, il serait préférable de ne plus parler de maladie de Lyme puisque les causes sont bien distinctes.

Actuellement, on réservera donc plutôt les termes « symptômes post-piqûre de tique » et « manifestation post-piqûre de tique » aux patients n'ayant pas de preuve de contamination par *Borrelia.* Pour les autres, on préférera utiliser le terme « borréliose de Lyme », qui rappelle bien que l'on parle des manifestations dues à la bactérie *Borrelia.*

Quant aux manifestations n'ayant pas de cause certaine… il s'agit d'une autre histoire !

Vie et mort de la tique

Le maintien de la borréliose de Lyme au sein de l'espèce humaine passe par un cycle faisant intervenir un élément déterminant : le vecteur. Celui-ci est l'élément indispensable permettant l'inoculation de la bactérie dans le corps humain. L'épidémiologie de la maladie va par conséquent être en corrélation directe avec l'épidémiologie de la population de la tique[1].

Les tiques sont des arthropodes hématophages (qui se nourrissent de sang). Il existe environ neuf cents espèces de tiques à travers le monde, qu'on classe en deux grandes catégories : les tiques molles et les tiques dures. Ces dernières, les plus nombreuses, sont celles qui sont présentes dans nos régions. En France, plus de quarante espèces de tiques sont représentées. Toutes ne sont pas porteuses de *Borrelia.* Les tiques de type *Ixodes,* qui sont les plus fréquentes dans nos régions et qui sont impliquées dans la transmission de *Borrelia,* l'agent de la borréliose de Lyme, sont présentes dans la plupart des forêts des régions tempérées. Elles sont présentes en particulier dans les zones humides : elles résistent au froid, mais supportent mal la chaleur et la dessiccation. On peut les trouver aussi en dehors des forêts, dans les jardins ou dans des parcs publics.

Selon les régions et les études, le taux de portage de *Borrelia* par *Ixodes* peut varier, allant de quelques pour cent à près de 30 %[2]. Se faire piquer par une tique ne signifie pas que l'on est automatiquement exposé à la borréliose de Lyme. Les tiques en général sont aussi porteuses d'autres agents microbiens[3], dont le cycle et la transmission peuvent être différents.

Parmi ces agents, les plus connus sont : *Babesia,* un parasite à l'origine de la babésiose, plus connue chez le chien sous le nom de piroplasmose ; des virus comme le virus TBE, agent de méningo-encéphalites, présentes en Europe centrale, à l'Est (il existe des cas en Alsace et en Lorraine) et plus rarement en Savoie, mais quasiment pas dans les autres régions françaises ; le virus de la fièvre de Crimée-Congo, qui peut provoquer des infections sévères, les rickettsies ; un groupe de bactéries à l'origine de diverses infections dont la plus connue, en France, est la fièvre boutonneuse méditerranéenne ; *Anaplasma,* responsable de l'anaplasmose granulocytaire humaine, une maladie fébrile ; les *Bartonella,* connues pour provoquer la maladie des griffes du chat ; *Francisella,* l'agent de la tularémie, plus souvent transmise après contact avec les lièvres ; *Coxiella,* l'agent de la fièvre Q, qui se manifeste sous forme de pneumonie ou de maladie prolongée, comme l'atteinte des valves cardiaques. Il est possible que d'autres agents soient également transmis par les tiques, mais seules les recherches en cours nous permettrons d'établir plus précisément le panel d'agents transmissibles par les elles.

Le cycle des tiques

Les tiques se caractérisent par leurs trois phases, ou stases : larve, nymphe et adulte. L'ensemble du cycle d'une tique s'étale sur plusieurs saisons ou plusieurs années, selon le moment où elle arrive à faire ses différents repas : à chaque stade, elle doit faire un repas sanguin pour pouvoir évoluer vers le stade ultérieur. La durée de chaque stade, déterminée par la rencontre entre la tique et l'animal qui lui servira de repas, est donc très variable. Sans repas, la tique peut survivre plusieurs mois, et parfois passer d'une année à l'autre. De façon générale, les tiques sont très résistantes dans le milieu extérieur, à condition de ne pas être soumises à la dessiccation, leur principal ennemi. Le premier stade de vie de la tique est celui de larve. Morphologiquement, elle est alors reconnaissable à ses trois paires de pattes, alors qu'elle en possède quatre aux stades de nymphe et d'adulte. La taille de la tique varie de moins de 1 millimètre à l'état de larve à plus de 1 centimètre à l'état adulte, quand elle est gorgée de sang.

Les tiques se mettent à la recherche de leur hôte en utilisant une technique d'affût, la plupart du temps en se positionnant à certains moments de la journée sur l'extrémité d'herbes ou de feuilles d'arbustes. Elles possèdent des capteurs très sensibles sur leurs pattes avant qui leur permettront de repérer le passage d'un animal à proximité. Il s'agit d'une forme de livraison de repas à domicile ! En fonction des conditions climatiques (elles apprécient les températures peu élevées et l'humidité), les tiques seront plus ou moins actives, se mettant soit à l'affût sur l'extrémité de végétaux, soit à l'abri dans le tapis végétal au sol. Les hôtes servant de repas sont très variables selon l'espèce et le stade de la tique. *Ixodes ricinus,* l'espèce de tique qui transmet la borréliose de Lyme en Europe, est très permissive pour ce qui est de ses hôtes. En général, il s'agit de mammifères, mais les oiseaux peuvent également héberger certaines tiques. Les nymphes d'*I. ricinus* vont préférentiellement chercher à faire leur repas sur des petits mammifères (rongeurs…). Cette étape est très importante, car elle constitue un point clé pour la persistance de *Borrelia* dans notre environnement. En effet, ces petits rongeurs, garde-manger de nos tiques, jouent aussi le rôle de réservoir pour *Borrelia* en hébergeant la bactérie dans leur sang pendant une période prolongée (ce qui ne semble pas les gêner beaucoup…) : on parle alors de bactériémie chez le rongeur. C'est à l'occasion de ce premier repas sanguin de leur vie que les tiques pourront être contaminées par *Borrelia,* présente dans le sang des rongeurs. La bactérie va ensuite prendre place dans le tube digestif de la tique en attendant son prochain repas.

Pour prélever le sang, la tique va enfoncer son rostre, la partie terminale céphalique, dans la peau. Cet ancrage très puissant permet à la tique de rester en place le temps du repas, qui dure de quatre à sept jours, durée nécessaire à la transmission de *Borrelia* de la tique vers son hôte. En effet, pendant le repas, elle va tout d'abord inoculer sa salive, qui a des propriétés à la fois anesthésiques (ce qui explique le caractère indolore de la piqûre) et anticoagulantes, créant un petit hématome, une poche de sang, duquel elle va se nourrir. Pendant la première phase du repas, *Borrelia,* qui se trouve dans l'intestin de la tique, ne va pas être inoculée immédiatement à l'hôte. Il faut attendre la migration de l'intestin vers les glandes salivaires, d'où elle pourra partir à la conquête de son nouvel hôte. Cette phase va prendre du temps : de 24 à 48 heures. La migration de la bactérie s'accompagne d'une transformation, son expression antigénique, ce que l'on pourrait décrire comme son apparence extérieure, se modifiant. Les conséquences de cette transformation sont bien plus importantes qu'un simple changement de look, car c'est ce qui va lui permettre de s'adapter à son nouveau milieu, potentiellement hostile du fait de la réaction immunitaire de son hôte visant à éliminer cet « agent étranger à l'organisme d'accueil ». Une lutte pour le maintien de *Borrelia* dans l'hôte nouveau va s'engager, dont l'issue est assez aléatoire : on sait que *Borrelia* peut s'en sortir pour finalement persister et diffuser dans l'organisme, mais le contraire a également été décrit. Il arrive en effet que *Borrelia* ait bel et bien été inoculée sans pouvoir diffuser dans l'organisme, probablement grâce à la réponse immunitaire de celui-ci, ce qui aboutit à une forme d'infection avortée. Il reste parfois des anticorps, signe qu'il y a eu contact entre *Borrelia* et le système immunitaire. Ce sont ces mêmes anticorps qui pourront être détectés ultérieurement chez des patients à qui on fait faire une sérologie, qui peut donc se révéler positive même en l'absence d'infection constatée.

Revenons à notre tique. Une fois son repas terminé, elle se détache d'elle-même pour évoluer vers le stade ultérieur, la nymphe, qui présente quatre paires de pattes. La vie de la nymphe ressemble beaucoup à celle de la larve, toujours en quête d'un repas, mais le type d'hôtes servant de repas est plus large : si les rongeurs font toujours l'affaire, elle n'hésite pas à visiter des mammifères plus volumineux, comme l'homme, le chien ou d'autres animaux domestiques. La collecte des tiques prélevées sur les êtres humains montre combien les nymphes sont parmi les stades les plus actifs chez l'homme. Si la tique ne rencontre pas l'homme (ou le repas) de sa vie de nymphe, elle peut rester inactive pendant la saison froide dans une sorte d'hibernation. Dès qu'elle fait la rencontre tant espérée, elle prend son repas de nymphe. Si la tique a été contaminée par *Borrelia* lors de son précédent repas, elle pourra la transmettre à son nouvel hôte, contaminant une personne qui n'en demandait pas tant. Quand la tique n'a pas été contaminée antérieurement, elle peut l'être à ce stade si elle prend le sang d'un animal réservoir de *Borrelia.*

Une fois son repas terminé, la nymphe se transforme en adulte sexué. Cette différenciation sexuelle n'existe pas pour les stades antérieurs. Les adultes reproduisent à nouveau le schéma des stades précédents en partant à l'affût d'un nouvel hôte, qui sera cette fois de préférence un grand mammifère, l'homme ou, plus souvent, les cervidés. Ces derniers jouent un rôle important dans le cycle de maintien des tiques puisqu'ils leur permettent de se nourrir pour atteindre l'aboutissement de leur vie : l'acte de reproduction. Encore une fois, ce repas sera l'occasion pour la tique de transmettre *Borrelia* si elle l'a acquise lors des repas des stades plus précoces. Cette ultime phase précédera le décès de l'adulte mâle, alors que la femelle va aller pondre des centaines d'œufs avant de mourir à son tour. Il n'y a pas de transmission transovarienne, ce qui signifie que la tique ne transmet pas (ou que très rarement) *Borrelia* à sa descendance. Les œufs vont éclore plus tard, lorsque les conditions climatiques seront propices, pour entamer un nouveau cycle.

L'ensemble de ce cycle est complexe et fait intervenir de nombreux paramètres : l'environnement des tiques, les animaux (mammifères, surtout) qui y habitent, les conditions climatiques[4]. On comprend par conséquent combien le nombre des tiques peut varier d'une année à l'autre et d'un endroit à l'autre, ce qui rend d'autant plus difficile la découverte de moyens pour faire diminuer la population des tiques. Leur cycle varie selon l'espèce. Celui qui est décrit ici correspond au cycle d'*Ixodes,* la tique la plus souvent rencontrée sous nos latitudes. Il existe d'autres tiques en France, comme les *Rhipicephalus,* plus nombreuses sur le pourtour méditerranéen, dont les cycles diffèrent et pour lesquelles des hôtes proches de l'homme, comme le chien, jouent un rôle important dans le maintien du cycle de certains agents pathogènes.

Le rôle de l'épidémiologie vectorielle dans la dynamique de la borréliose de Lyme

Il est difficile de connaître les variations des populations de tiques en Europe. Celles-ci font l'objet de surveillance dans différents pays européens et aux États-Unis, mais elles ont une répartition très large : forêts et zones urbaines, comme les parcs et les jardins privatifs. Elles peuvent se trouver partout, elles nous cernent. Pour connaître leur évolution au fil des années, il faudrait pouvoir faire une surveillance continue dans les différents endroits où on peut les rencontrer… c'est-à-dire partout où il y a une couverture végétale. Autant dire que cet objectif est irréalisable : où doit-on chercher en priorité ? dans quel jardin ? dans quel parc ? dans quelle forêt ? L'évaluation du nombre de tiques se fait par comptage manuel, après les avoir collectées à l'aide de draps blancs traînés sur la couverture végétale. Dans certains endroits, on peut ainsi récupérer des dizaines de tiques, voire des centaines, sur un périmètre très restreint. Comme il n'est pas question de balayer toute une forêt, il faut faire des choix, or ceux-ci sont difficiles car la présence des tiques dépend de nombreux paramètres : elles seront plus nombreuses dans les zones couvertes et humides, dans les hautes herbes et les petits buissons, mais probablement aussi près des lieux de passage des animaux qui constituent leur réservoir. De plus, leur activité dépend des conditions climatiques : l'hygrométrie et la température sont deux éléments essentiels à leur survie. Là où le soleil fait sécher rapidement les végétaux, il y aura moins de tiques, mais 2 mètres plus loin, à l'ombre, elles persisteront, voire proliféreront. On comprend ainsi combien il est difficile d'établir avec précision l'évolution du nombre de tiques.

En France, le nombre de tiques fait l'objet d'une surveillance active. Le Centre national de référence de *Borrelia* établit chaque année une mise à jour des données grâce à des prélèvements régulièrement réalisés dans nos forêts pour évaluer le nombre de tiques et leur taux de contamination par des pathogènes pour l'homme[5]. On constate ainsi des variations importantes selon les sites et les années de collecte : la densité de nymphes va de 4 à 143 tiques pour 100 mètres carrés ! Il existe cependant un certain consensus sur l'impact qu'a le changement climatique sur la prévalence des tiques dans nos milieux. L'Organisation mondiale de la santé le précise dans le rapport établi par Elisabeth Lindgren. Il y est conclu que les modifications futures du climat en Europe contribueront à faciliter le développement des tiques, et par conséquent de la borréliose de Lyme, dans les régions de plus haute altitude et dans les régions plus septentrionales. On peut aussi prévoir que le caractère saisonnier sera moins marqué, avec la possibilité d'avoir des contaminations pendant les mois d'hiver, qui seront plus doux et donc plus propices à l'activité des tiques. Avec les mêmes arguments, on peut au contraire s'attendre à une disparition ou à une diminution de l'infection dans les régions plus chaudes et plus sèches.

Le cycle des tiques

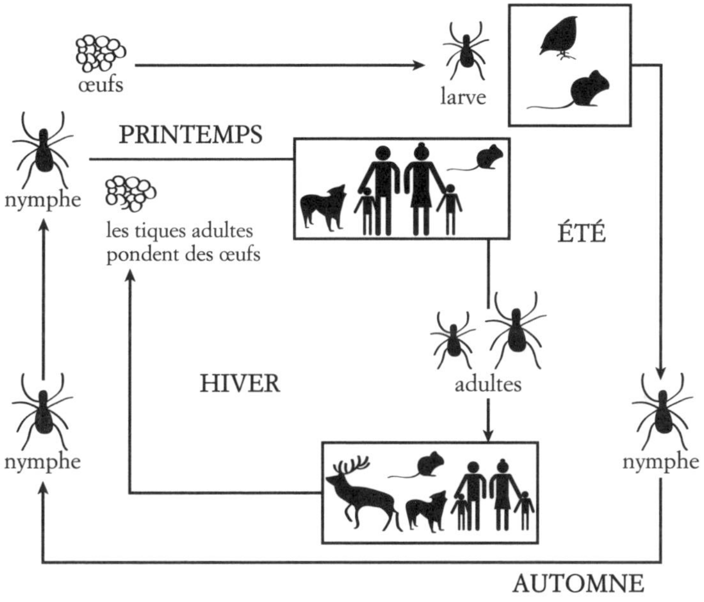

La borréliose de Lyme, une infection récente ?

L'histoire d'une maladie est souvent riche d'enseignement. Elle permet de jeter un regard intéressé et parfois critique sur le parcours ayant mené à la connaissance de cette maladie. Grâce à elle, nous pouvons suivre l'évolution des connaissances, découvrir les hésitations, les fausses pistes suivies et l'énergie qu'il a fallu pour faire avancer nos connaissances. Aujourd'hui encore, nous sommes impressionnés par la rigueur de certains confrères qui ont jeté les bases de la médecine moderne grâce à l'observation, à la déduction et au raisonnement logique, le tout avec des moyens techniques qui nous paraissent dérisoires, comme des microscopes qui permettaient certes d'observer des micro-organismes, mais sans pouvoir les différencier de façon précise. Certaines situations restent des modèles à suivre, d'autres sont à éviter absolument !

Les premières descriptions de la maladie : les formes cutanées tardives

La borréliose de Lyme est une infection connue depuis le XIXe siècle*. Les médecins avaient alors déjà identifié des manifestations cutanées, qui se révéleront plus tard être typiques de la maladie de Lyme, mais ils n'avaient pas encore connaissance de leur lien avec *Borrelia,* l'agent pathogène, pas plus qu'avec les tiques. Les premières manifestations décrites sont les acrodermatites atrophiantes chroniques (ACA). En 1875, on attribue à Taylor la première description clinique compatible avec ce diagnostic chez une couturière irlandaise de 45 ans[1]. Cependant, la description n'est pas caractéristique. En 1883, Buchwald décrit pour la première fois en Allemagne une entité appelée « atrophie cutanée diffuse idiopathique », qui se caractérise principalement par le caractère atrophique de la peau et qui semble vraiment pouvoir correspondre à l'acrodermatite atrophiante chronique de la borréliose de Lyme[2]. En 1886, Touton précise la description chez un patient allemand de 57 ans, en décrivant un caractère inflammatoire de la peau, de couleur rouge violacé ; surtout, il y associe déjà la présence de signes neurologiques à type de douleurs des quatre membres[3]. Il fait le rapprochement avec la description de Buchwald. Il est remarquable de constater que le lien entre signes cutanés et signes neurologiques avait d'emblée été identifié. Cette association reste aujourd'hui encore l'un des critères de diagnostic de l'infection. À

* Les données présentées dans ce chapitre s'appuient en grande partie sur le travail de Catherine Jaegle, réalisé dans le cadre de sa thèse de médecine, « Histoire de la découverte des manifestations cutanées de la borréliose », soutenue à Strasbourg en 2012.

partir de cette période, de nombreuses descriptions en Europe centrale, en Europe de l'Est et en Scandinavie font état de patients atteints d'atrophie cutanée localisée, permettant de préciser à la fois les symptômes cliniques et les signes visibles à l'analyse histologique de la peau. En 1901, Krzysztalowicz envisage une cause infectieuse parmi d'autres, sans pouvoir avancer des arguments précis.

L'acrodermatite atrophiante cutanée

Plusieurs médecins, dont Pick, précisent les symptômes. C'est finalement Herxheimer qui attribue le nom, qui passera à la postérité, d'acrodermatite atrophiante cutanée. Leurs deux noms resteront associés à cette manifestation de la borréliose de Lyme. Dans les descriptions de Herxheimer[4], qui sont faites avec une rigueur clinique, on peut remarquer qu'il n'y a, à cette époque, que très peu d'autres symptômes associés à cette entité. En dehors des troubles douloureux et des troubles de la sensibilité déjà évoqués, on peut remarquer qu'il n'y a pas de signes articulaires associés. Par ailleurs, concernant l'évolutivité des symptômes, il est fait état de formes prolongées évoluant pendant plusieurs années et se modifiant avec le temps. Il est alors évoqué clairement un processus inflammatoire qui serait à l'origine du phénomène, progressant vers l'atrophie de la peau. Les principales données descriptives sont par conséquent mises à la connaissance de tous dès cette période.

Dans les années suivantes, on est, au gré des descriptions, frappé par des considérations d'ordre épidémiologiques. La première concerne Civatte, un médecin dermatologue français qui, lors d'un voyage à Berlin, constate avec étonnement et intérêt que plusieurs patients présentent des anomalies de la peau de type atrophie cutanée alors qu'il n'en avait jamais observé en France, suggérant une différence de prévalence géographique entre la France et l'Allemagne[5]. Cette constatation est corroborée quelques années plus tard par Pautrier et Eliascheff, qui remarquent que la majorité des patients présentant cette symptomatologie habitent en Europe centrale, plus précisément en Allemagne et en Pologne, alors que très peu de cas sont décrits dans les parties occidentales et méridionales de l'Europe[6]. L'Amérique ne semble pas non plus être une zone à risque, les rares descriptions étant faites chez des patients ayant séjourné en Allemagne. Ils vont jusqu'à proposer un gradient de fréquence s'élevant au fur et à mesure que l'on se rapproche du Rhin. En effet, ils diagnostiquent plusieurs cas peu de temps après leur arrivée à Strasbourg, alors que cette entité leur était inconnue dans la région parisienne.

Par la suite, on trouve des descriptions associant diverses atteintes. Des maladies déformantes des articulations sont décrites. L'atteinte neurologique, quant à elle, y est associée dans environ un tiers des cas.

La mise à disposition des antibiotiques, au cours de XXe siècle, incite certains médecins à tenter ce type de traitement. Les premiers résultats intéressants sont publiés en 1946. L'administration de pénicilline par Swartz et Thyresson, des médecins suédois, permet d'obtenir un résultat satisfaisant aussi bien sur l'aspect cutané que sur les troubles sensitifs[7]. Il s'agit du premier argument factuel en faveur d'une origine infectieuse de l'acrodermatite atrophiante chronique.

Pour conforter cette hypothèse, des expérimentations sont réalisées chez la souris, mais sans réel succès. À une période où l'on s'encombre peu de considérations d'ordre éthique, Götz décide de faire des expérimentations chez l'être humain. Malgré le caractère très critiquable de cette façon de procéder, qui peut nous choquer aujourd'hui, ces expérimentations permettent de préciser de façon remarquable les mécanismes de transmission de la maladie, témoignant d'un très probable processus infectieux alors qu'aucun agent infectieux n'avait pu être mis en évidence à cette date. Götz implante des prélèvements cutanés de sujets atteints d'ACA à des sujets sains, prélèvements à l'origine d'une inflammation identique à celle des érythèmes migrants. Il constate également que cet érythème peut persister plusieurs mois[8]. C'est la première fois que l'infection est reproduite chez l'homme de façon expérimentale. Il s'agit d'une expérimentation menée avec rigueur en utilisant des sujets témoins : il prend la précaution d'implanter de la peau issue de patients sains et ne constate aucune réaction cutanée inflammatoire chez eux. Il continue l'expérimentation et constate que :

- le prélèvement de la zone inflammatoire chez les patients implantés est lui aussi capable de provoquer la même réaction inflammatoire chez d'autres patients ;
- une réimplantation de peau d'ACA chez un patient ayant fait l'objet d'une première implantation qui a provoqué un premier érythème reproduit cet érythème une deuxième fois ;
- l'implantation de peau saine mais prélevée chez un patient atteint d'ACA peut elle aussi provoquer un érythème chez le patient implanté.

Götz confirme ainsi des données qui restent aujourd'hui les principes de base de cette infection : le caractère transmissible de la maladie, l'absence d'immunité, puisque la maladie peut être reproduite chez un patient déjà précédemment infecté, et le caractère disséminé de l'infection, puisque même la zone saine est en mesure de transmettre la maladie ! Il s'assure bien entendu que le traitement par pénicilline permet d'obtenir une régression de l'ensemble des symptômes, confirmant ainsi la nature bactérienne de l'infection, et qu'après le traitement par pénicilline la réimplantation de peau à un autre patient ne provoque plus la maladie, confirmant ainsi la guérison de l'infection.

Tout est dit avant même que l'on identifie la moindre bactérie à l'origine de la maladie !

En 1955, Hauser fait le lien entre l'ACA, l'érythème migrant et le lymphocytome cutané bénin sur un ensemble d'arguments à la fois épidémiologiques, expérimentaux et thérapeutiques[9]. Cette constatation lui permet d'évoquer le rôle central de la tique, qui avait déjà été identifiée plus de trente ans auparavant comme étant à l'origine de l'érythème migrant. Il superpose la répartition mondiale de l'ACA avec la répartition géographique de la présence d'*Ixodes,* le vecteur de l'infection.

L'érythème migrant et les manifestations neurologiques

C'est au début du XXe siècle qu'est reconnue la manifestation la plus caractéristique de la borréliose de Lyme : l'érythème migrant. Afzelius le décrit lors du congrès de dermatologie de Stockholm et le rattache immédiatement à la présence d'une piqûre de tique peu de temps auparavant[10]. Cette première constatation, en revanche, ne fait pas l'objet d'un consensus, le lien avec la tique n'ayant été définitivement accepté qu'après les années 1920. En 1912, une nouvelle description est réalisée par Lipschütz, qui laisse son nom à la postérité, mais le rapprochement avec l'observation rapportée par Afzelius n'est pas fait, ni le lien avec la piqûre de tique (bien que le rôle des insectes soit évoqué). Il en fait par la suite une description clinique complète, source des principales connaissances que nous en avons encore aujourd'hui : le caractère centrifuge, avec la tendance à la guérison centrale, le caractère évolutif, isolé mais prolongé (jusqu'à plusieurs mois), et l'absence d'autres signes associés. En 1913, il remarque cependant un patient présentant des troubles de la sensibilité associés à un érythème migrant évoluant depuis plusieurs mois. Par la suite, de nombreux débats au sein de la communauté des dermatologues occupent l'espace des publications et des congrès, en particulier sur la cause de ce curieux érythème : la polémique est déjà présente ! En effet, l'implication de la tique est parfois fortement rejetée, mais de plus en plus de voix se portent en faveur d'une cause infectieuse. En 1922, deux médecins français, Garin et Bujadoux, apportent une très utile contribution à la connaissance de la maladie sans pour autant comprendre l'ensemble des implications qui en résultent ! Ils décrivent leur observation d'un patient ayant présenté une paralysie à tique, entité alors connue dans plusieurs pays sur différents continents, mais jamais encore observée en France. La description correspond à ce qu'on appelle aujourd'hui une « radiculite », avec des douleurs suivant le trajet des nerfs dans les deux membres inférieurs, dans la région intercostale et dans le membre supérieur droit. Ces douleurs sont survenues à la suite d'une piqûre de tique clairement identifiée. Ils notent aussi d'emblée le caractère résistant de ces douleurs aux antalgiques, dont les dérivés de la morphine. L'évolution est marquée par une atteinte motrice avec une parésie (paralysie partielle) du membre supérieur droit. Face à ce développement inquiétant, ils décident de réaliser une ponction lombaire, qui révèle une inflammation du liquide cérébro-spinal témoignant d'une méningite (présence de lymphocytes en grande quantité dans le liquide cérébro-spinal) : il s'agit bien d'une méningoradiculite telle qu'elle est définie encore actuellement. Le plus novateur dans cette observation, par rapport aux connaissances que la médecine a déjà acquises à cette époque, c'est le fait que les auteurs ont constaté et décrit une lésion cutanée précédant le début des symptômes neurologiques. La précision de la description ne laisse *a posteriori* que peu de doute quant au diagnostic d'érythème migrant. Malheureusement, le rapprochement avec les descriptions de Lipschütz et d'Afzelius n'a pas été fait, laissant la médecine errer encore pendant quelques années supplémentaires dans sa méconnaissance de ce qui deviendra, bien plus tard, la borréliose de Lyme. Cette observation rappelle, s'il le fallait, combien il est difficile d'identifier des phénomènes nouveaux et de les interpréter, ainsi que l'importance pour la médecine de pouvoir communiquer de la façon la plus large et universelle possible afin de confronter les expériences de chacun.

Revenons à l'érythème migrant et aux dermatologues de l'époque, qui débattent toujours âprement pour en connaître la cause. Lipschütz fait progresser le raisonnement en 1923 alors qu'il prend connaissance de l'observation d'Afzelius et du lien avec la tique. C'est en 1926, au congrès de Budapest, qu'est faite la première observation d'un érythème migrant à un stade précoce au sein duquel Lehner observe une tête de tique. L'implication de la tique est ainsi confirmée et il apporte des arguments pour l'origine infectieuse, car le retrait de la tête de tique ne permet pas d'arrêter la progression centrifuge de l'érythème, ce qui est considéré en défaveur d'une cause toxique et remet, de fait, l'hypothèse infectieuse au centre du débat. En 1928, Freudenthal envisage le lien entre érythème migrant et acrodermatite atrophiante, contribuant ainsi à établir une véritable histoire de la maladie, quoique très incomplète encore.

En 1930, soit huit ans après l'observation de Garin et Bujadoux, Hellerstrom, en Suède, apporte un nouveau maillon à la chaîne de la compréhension de la maladie avec l'observation d'un érythème migrant identifié en tant que tel associé à une méningite chronique. Cette observation est également remarquable du fait de l'évolution vers un tableau d'encéphalite avec hallucinations et désorientation. En 1933, Neuber remarque pour la première fois le caractère saisonnier des érythèmes migrants, apportant ainsi un argument supplémentaire en faveur du lien avec la piqûre de tique. Enfin, c'est en 1951 qu'est rapportée la première étude concernant 16 patients avec un érythème migrant traités par pénicilline. Ce traitement permet la régression rapide de l'érythème, apportant une brique supplémentaire à l'édifice de l'hypothèse infectieuse. Comme pour les acrodermatites atrophiantes chroniques, la médecine expérimentale vient, en 1955, confirmer ces résultats par l'implantation de tissu cutané prélevé à partir d'un érythème migrant, implantation qui provoque un érythème migrant secondaire chez les sujets implantés, alors que la biopsie contrôle prélevée en zone saine ne provoque aucune réaction. Cette manifestation survenant rapidement après la piqûre de tique, le lien avec celle-ci aurait pu être établi bien plus facilement, mais de nombreuses tergiversations ont contribué au retard de reconnaissance de l'implication de la tique. L'implication des tiques en général dans diverses infections humaines avait alors déjà été évoquée pour d'autres infections.

Les arthrites et l'identification de *Borrelia*

La suite de l'histoire fait appel aux progrès de la microbiologie. En effet, le lien avec *Borrelia* est l'élément fondateur de l'histoire moderne de la borréliose de Lyme, qui permet des progrès essentiels dans la connaissance et le diagnostic de la maladie. En fait, les bactéries du groupe *Borrelia* sont connues de longue date. *B. recurrentis,* transmise par l'intermédiaire des poux de corps, est identifiée en 1875 dans le contexte d'une maladie provoquant des poussées de fièvre chez l'homme et appelée « fièvre récurrente »[11]. En 1891, une autre *Borrelia* est identifiée pour la première fois au sein d'une tique molle du genre *Argas.* Elle a des caractéristiques morphologiques qui la différencient des autres spirochètes. Elle est actuellement connue pour sa pathogénicité chez les volailles, mais n'est pas associée à des maladies humaines. Amédée Borrel, qui travaille à l'institut Pasteur et contribue à des travaux sur les spirochètes, leur laisse son nom[12]. Il est par conséquent remarquable de constater que, très rapidement, cette bactérie est associée à la tique, et que la tique elle-même est associée plus ou moins rapidement aux manifestations cliniques dermatologiques, puis neurologiques. Pour autant, le lien entre vecteur, bactérie et maladie n'est fait que bien plus tard.

En 1977, Steere décrit une épidémie de patients ayant eu lieu deux ans auparavant et présentant un érythème migrant et des arthrites[13], entité non rattachée encore à la borréliose de Lyme. Le phénomène est décrit comme une épidémie dont l'incidence au sein d'une communauté de trois villages sur la rive est de la rivière Connecticut est évaluée à 2,8 patients sur 1 000 sujets, alors que, de l'autre côté de la rivière, cette incidence est nettement plus faible. Sur les 51 cas recensés, 13 présentent un érythème au cours des quatre mois précédant le début des douleurs articulaires. En revanche, aucun agent pathogène n'est mis en évidence lors de cette épidémie, baptisée « arthrite de Lyme ». Les collectes de tiques montrent la présence d'*Ixodes scapularis,* qui est tenue, à juste titre, pour responsable de ce premier phénomène en Amérique.

C'est l'épidémie d'arthrite dans le comté de Lyme, sur la côte est des États-Unis, qui est le facteur déclenchant des connaissances récentes et du lien entre maladie et bactérie. Willy Burgdorfer, qui travaille sur les tiques, cherche dès 1981 à y mettre en évidence des organismes pathogènes susceptibles d'être à l'origine de la maladie de Lyme. Après des analyses sur plusieurs types de tiques, il finit par mettre en évidence des bactéries du groupe des spirochètes dans *Ixodes scapularis,* qui avait précisément été identifiée par les malades atteints d'arthrite[14]. Ces résultats sont confirmés peu de temps après en Suisse, mais dans les tiques européennes *I. ricinus.* Le spirochète est finalement identifié en 1984 et nommé *Borrelia burgdorferi,* ce qui permet au final d'entrer dans l'ère contemporaine de la borréliose de Lyme[15].

Sommes-nous face à une épidémie ?

Une épidémie, comment ça fonctionne ?

Les phénomènes épidémiques liés aux maladies infectieuses ont marqué l'histoire. Certaines épidémies ont eu des conséquences réelles sur l'histoire de sociétés entières. Les pestes, comme on les appelait au Moyen Âge, emportaient tous ceux qui se trouvaient sur leur passage, riches et pauvres, paysans et dirigeants.

Les épidémies ont fortement influencé le cours de l'histoire. Dans l'Antiquité, par exemple, elles ont joué un rôle important dans la guerre du Péloponnèse, qui opposa Sparte contre Athènes, en décimant la population athénienne et en déstabilisant en profondeur l'organisation sociale de la capitale de la Grèce Antique. Quelques mois à peine après l'arrivée de Christophe Colomb à Hispaniola, près d'un tiers de la population indigène a péri des maladies importées : difficile d'imaginer que ces épidémies infectieuses n'ont pas pesé dans l'histoire de la conquête du Nouveau Monde.

Les épidémies sont donc entrées dans l'imaginaire collectif comme une source d'inquiétude, voire de phobie. La multiplication des scénarios de fiction faisant référence à des phénomènes épidémiques, que ce soit dans la littérature romanesque ou dans le cinéma, en dit long sur leur impact collectif. Il est par conséquent important de pouvoir surveiller l'évolution des maladies infectieuses et de pouvoir comprendre les mécanismes qui conduisent à cette évolution et aux phénomènes épidémiques. Mais comment se définit une épidémie ? Comment organise-t-on la surveillance d'une maladie en calculant sa fréquence dans un endroit donné ou son extension géographique ? Comment explique-t-on l'évolution dynamique des épidémies et quels en sont les déterminants ? Telles sont les questions auxquelles s'intéresse l'épidémiologie. Une fois ces points abordés, il s'agira de voir comment situer la maladie de Lyme au sein des dynamiques épidémiques des maladies.

Comment se définit l'épidémie

Dans le dictionnaire Larousse, le mot « épidémie » est défini comme étant « le développement et la propagation rapide d'une maladie contagieuse, le plus souvent d'origine infectieuse, dans une population ». Cette définition implique un certain nombre de connaissances sur la maladie en question.

En préalable à toute analyse épidémique, il faut savoir repérer la maladie et prévoir une organisation pour dénombrer les personnes qui en sont atteintes. La définition comprend par ailleurs une notion de temporalité (propagation rapide) et une notion spatiale, l'extension devant se faire dans une population donnée. Il faut par conséquent pouvoir évaluer l'évolution de la maladie dans le temps et identifier les limites géographiques de l'épidémie, voire sa progression spatiale. Ces éléments ne sont pas toujours faciles à connaître, ce qui explique pourquoi le terme d'épidémie est souvent utilisé à mauvais escient, par manque de connaissance de la maladie.

Fréquence d'une maladie

L'évaluation de la fréquence d'une maladie est forcément une estimation. Même pour une maladie faisant officiellement l'objet d'une surveillance épidémiologique, il sera difficile de connaître le nombre exact de cas. En France, le système de la déclaration obligatoire, qui concerne trente-trois maladies, impose à tout médecin qui fait le diagnostic de l'une de ses maladies d'en faire la déclaration aux autorités sanitaires afin de pouvoir suivre l'évolution épidémiologique. Cela ne supprime néanmoins pas le risque de méconnaître certains cas, par insuffisance de déclaration ou par insuffisance du diagnostic. L'estimation de la fréquence d'une maladie peut résulter de différents types d'analyses. Selon celui qui sera retenu, l'approximation sera plus ou moins précise, et le risque d'erreur plus ou moins grand.

Il existe cependant une constante qu'il est interdit de négliger au risque de fausser toutes les données : la définition de ce que l'on cherche. Si l'on veut évaluer la présence d'une maladie, il est fondamental de définir avec un maximum de précision de quelle maladie il s'agit. Pour cela, on s'appuie sur des critères diagnostiques. Il faut donc s'accorder sur les signes cliniques ou biologiques nécessaires et indispensables pour retenir le diagnostic. Cette étape peut se révéler bien plus complexe qu'il n'y paraît au premier abord. Si les critères diagnostiques sont trop restrictifs, on risque de méconnaître des cas ; à l'inverse, s'ils sont trop larges, il existe un risque de surestimer la maladie.

Pour les maladies qui sont facilement identifiables, la définition sera simple. Prenons l'exemple de l'infection à VIH, dont le diagnostic repose sur les résultats de la sérologie, c'est-à-dire une simple prise de sang. Le test de la sérologie est considéré comme étant extrêmement performant et permet, avec quasiment aucune incertitude, de porter le diagnostic d'infection à VIH en cas de positivité. Dans cette situation, le critère diagnostique ne pose pas de problèmes particuliers. Pour d'autres maladies en revanche, comme la tuberculose, le diagnostic est plus difficile, car il requiert la mise en évidence du bacille de la tuberculose, une opération longue et difficile, qui n'est pas toujours réalisable en pratique. Pour ne pas méconnaître des cas de tuberculose, on accepte que le diagnostic repose sur un faisceau d'arguments, comme les résultats radiologiques ou l'analyse anatomopathologique de la biopsie de certains tissus. Il en résulte des risques d'imprécision, mais cette dernière est totalement acceptable si elle fait l'objet d'un consensus d'un pays à l'autre. À défaut d'avoir le nombre exact de cas de tuberculose, on peut suivre l'évolution au cours des années ou comparer la fréquence de la maladie dans diverses régions. Ces informations sont plus intéressantes que le nombre précis de cas, car elles permettent d'estimer l'évolutivité d'une maladie et d'appréhender les éventuels facteurs de risque associés.

La dynamique des épidémies

L'évolution d'une maladie est souvent sous la dépendance de facteurs extérieurs à l'homme, ce qui rend complexes la compréhension des phénomènes évolutifs et la maîtrise d'une maladie donnée. En effet, beaucoup d'infections sont présentes à la fois chez l'homme et chez d'autres espèces animales ; on parle alors d'anthropozoonoses. Le plus souvent, une anthropozoonose évolue sous forme d'épidémie, les espèces animales servant de « réservoirs » à l'agent infectieux : ce dernier survit dans la nature grâce à cette réserve naturelle que constitue le monde animal, où il va être en quelque sorte « stocké » pour pouvoir, le jour venu, être la source d'une contamination de l'homme. C'est ainsi que fonctionnent les épidémies de peste. Le réservoir de l'agent infectieux, *Yersinia pestis,* est constitué par les rats. Dans les régions où ces rongeurs ne sont plus porteurs de l'agent infectieux, la maladie disparaît également chez l'homme. C'est ce qui se passe actuellement dans nos contrées. Il persiste cependant un risque de peste humaine dans certains pays, par exemple à Madagascar, car *Yersinia* n'a pas été éradiquée chez tous les rats dans le monde. Là où des groupes de rats restent porteurs de la bactérie, ils peuvent constituer le point de départ d'une nouvelle épidémie chez l'homme. Le risque de diffusion chez ce dernier reste cependant limité grâce aux moyens de traitement curatif actuels (qui permettent aux patients de guérir rapidement, ce qui limite la dissémination de la bactérie) et à la mise en place rapide de mesures d'hygiène. En effet, pour que *Yersinia* se diffuse dans une société humaine, il faut non seulement qu'un rat l'ait transmise à un homme, mais aussi qu'elle puisse, dans un second temps, se transmettre d'un homme à un autre. Cette transmission interhumaine va être le facteur déterminant de la dissémination de l'infection au sein d'une population humaine, car le rat n'est en réalité que rarement en contact avec l'homme.

D'autres types de cycles existent, qui font intervenir d'autres espèces animales ou d'autres modes de dissémination. Dans le charbon, maladie mieux connue de nos jours sous son appellation anglophone d'anthrax, le réservoir est constitué par les animaux d'élevage, mais la capacité de la bactérie responsable à survivre dans le sol lui permet de contaminer un nouvel hôte plusieurs années, voire plusieurs décennies, après avoir causé la maladie de son hôte animal initial. En général, celui-ci est décédé des suites de cette infection et a été enterré dans une zone (souvent un champ ou une prairie) qui se trouve alors contaminée.

De nos jours, les principales épidémies connues sont constituées par les virus, en particulier celui de la grippe. Si ce dernier parvient à provoquer chaque année des millions de malades, c'est parce qu'il se modifie en permanence en échangeant du matériel génétique avec des virus de la grippe présents dans d'autres groupes, comme les oiseaux ou les porcs. Ce sont ces échanges répétés et permanents de matériel génétique qui confèrent au virus un aspect nouveau. Cela l'empêche d'une année sur l'autre d'être reconnu par notre système immunitaire, lequel devient incapable de l'éliminer. Le monde animal apparaît comme un réservoir de virus, proches mais suffisamment différents pour contourner notre système immunitaire, dans lequel le virus grippal adapté à l'homme va puiser une infinité de variations génétiques pour continuer à survivre dans l'espèce humaine.

Dans ces phénomènes dynamiques constitués par l'échange d'agents infectieux entre diverses espèces animales et l'espèce humaine, un troisième acteur, nommé « vecteur », intervient parfois. Il s'agit d'un moyen pour l'agent infectieux d'être transféré d'un organisme hôte à un autre. Certaines espèces de vecteurs sont en contact intime avec l'homme, comme les moustiques. L'être humain leur servant de garde-manger, ils vont avoir pour objectif d'aller se nourrir sur lui en le piquant, et ils vont par la même occasion transmettre un agent infectieux qu'ils auront récupéré au préalable sur un autre hôte. Les arthropodes les plus impliqués en pathologie humaine sont les moustiques et les tiques. Ce sont eux qui représentent le plus grand risque de transmission d'agents infectieux dans nos contrées, même si d'autres arthropodes peuvent aussi transmettre des infections. La prolifération des moustiques est souvent concomitante à l'augmentation de l'incidence d'une infection. De même, l'implantation de moustiques dans des sites auparavant vierges de ces vecteurs peut permettre la survenue d'infections dans des zones géographiques où elles n'étaient pas connues auparavant. Les exemples récents de nouvelles implantations du moustique *Aedes albopictus,* plus connu sous le nom de « moustique tigre », en est un exemple précis, avec pour conséquence l'apparition de nouvelles maladies (infections liées aux virus de la dengue, du zika ou du chikungunya) dans des zones auparavant épargnées (vallée du Rhône, est de la France)*. On parle alors de phénomène émergent.

* http://www.signalement-moustique.fr

Les phénomènes dynamiques de l'épidémiologie des maladies infectieuses

L'être humain n'aimant pas subir la loi des autres, il réfléchit aux moyens d'intervenir dans un cycle qui lui est préjudiciable. Mais les phénomènes précis qui contribuent à l'augmentation ou à la diminution d'une infection ne sont pas toujours consensuels, et alimentent ainsi les débats sur les réponses que l'on peut apporter pour limiter le risque d'être confronté à cette maladie. Par exemple, des problématiques très modernes, comme le réchauffement climatique ou l'évolution de la biodiversité, interviennent dans la modification de l'épidémiologie[1].

Serge Morand, dans son ouvrage *la Prochaine Peste*[2], fait une analyse des modifications de l'épidémiologie des maladies selon différents facteurs. Il a ainsi essayé de tenir compte de l'ensemble des facteurs influençant la dynamique d'une maladie infectieuse (socio-économique, géographique, populationnel, climatique…), et décrit différents scénarios qui pourraient contribuer à modifier la dynamique de l'épidémiologie des maladies. Il en ressort que le nombre d'épidémies est plus grand s'il existe plus d'espèces animales menacées d'extinction et si la couverture forestière diminue. Il en déduit que le risque de maladies infectieuses augmente avec l'appauvrissement de la biodiversité. Concernant l'analyse socio-économique, il apparaît par ailleurs que l'augmentation du niveau de vie (exprimée par un PIB élevé) est aussi un facteur associé à une majoration du risque de maladies infectieuses transmissibles. Le point commun est la diminution de la biodiversité dans les pays les plus économiquement développés, laquelle agirait comme une concentration des agents infectieux chez certaines espèces animales. À l'inverse, le maintien de la biodiversité multiplie le nombre d'espèces animales potentiellement réceptives, obligeant l'agent pathogène à s'adapter en permanence et limitant le risque qu'il se développe abondamment au sein d'une espèce animale donnée. Par ailleurs, la diminution de la biodiversité peut contribuer à favoriser l'implantation d'un agent pathogène chez un animal domestique dont la proximité avec l'homme sera importante.

Le nombre d'hôtes réceptifs à un agent pathogène et l'éloignement des hôtes réceptifs des activités humaines sont donc deux facteurs déterminants qui vont contribuer à diminuer le risque de transmission de l'agent à l'homme. Cette dynamique complexe est difficile à maîtriser, car les facteurs intervenants sont multiples. Reste que la préservation de la biodiversité est un enjeu mondial pour lequel les intérêts écologiques sont souvent opposés aux intérêts économiques.

Peut-on assimiler la borréliose de Lyme à un phénomène épidémique ?

La borréliose de Lyme est bien une anthropozoonose : elle est présente chez certains animaux et est transmissible à l'homme. Le réservoir est constitué par les rongeurs. D'autres hôtes peuvent servir de relais et jouer un rôle dans la dynamique épidémiologique de l'infection. Certains grands mammifères, comme les cervidés, n'interviennent pas dans les phénomènes de multiplication de la bactérie mais comme hôtes des tiques, qui sont les vecteurs de la maladie. Ils peuvent être porteurs de plusieurs dizaines de tiques en même temps, servant ainsi d'amplificateurs du vecteur, les tiques, qui peuvent proliférer à leur proximité. Nous sommes par conséquent dans un type de scénario complexe qui fait intervenir plusieurs acteurs. Le nombre de rongeurs, celui de grands mammifères, leur proximité avec le vecteur, le biotope dans lequel prolifère chacune de ces espèces et le comportement de chaque groupe sont autant de déterminants qui vont provoquer une modification de l'incidence de la maladie et sur lesquels il est difficile, voire impossible, d'intervenir.

Nous avons ici tous les ingrédients pour assister à des variations de la fréquence de cette infection, mais la complexité des phénomènes en cause ne nous permet pas de savoir dans quel sens vont aller ces variations. La borréliose va-t-elle augmenter en nombre ? Va-t-elle diffuser dans des régions qui en étaient indemnes ? Personne ne peut prédire actuellement le caractère évolutif de cette infection. Pour en avoir une idée, une seule solution : surveiller le profil évolutif de l'infection dans le temps et dans l'espace.

La fréquence de la borréliose de Lyme

La fréquence d'une maladie dépend de la définition que l'on retient pour la décompter. Ce préalable, pourtant fondamental, est souvent mal compris, voire négligé, tout particulièrement concernant la borréliose de Lyme. Si on ne définit pas précisément les critères d'une maladie donnée, sa fréquence peut être très variable, et toute comparaison, totalement fausse.

Les critères internationaux de définition utilisés pour la borréliose de Lyme dans les grandes études épidémiologiques, critères validés par les sociétés scientifiques et les épidémiologistes, font l'objet de critiques infondées. Ils se basent sur des données rationnelles permettant la comparaison à travers le temps et d'un endroit à l'autre. Cependant, il existe un malentendu, source d'erreurs : les critères retenus pour faire de l'épidémiologie ne sont pas forcément ceux qui sont employés par un médecin pour établir le diagnostic de son patient. Les objectifs ne sont pas les mêmes. Le médecin va utiliser des critères individuels, avec l'obsession de ne pas se laisser conduire vers un diagnostic erroné, ce qui aurait des conséquences délétères pour son patient. Pour la grippe, par exemple, les données épidémiologiques seront totalement différentes selon que l'on utilise comme critère de définition la présence de virus sur un prélèvement des voies respiratoires (ce qui est rarement réalisé en pratique) ou la présence de symptômes évocateurs en période d'épidémie (critère diagnostique utilisé par le médecin face au patient). Dans cette dernière configuration, le nombre évalué de grippes sera bien supérieur, mais moins « juste » : en effet, on va compter aussi des patients ayant des symptômes qui, bien que ressemblant à ceux de la grippe, sont en rapport avec une autre infection virale. C'est pourtant cette configuration que l'on va retenir, car les prélèvements à la recherche du virus de la grippe ne sont pas recommandés de façon systématique (ils n'ont pas directement d'intérêt médical pour le patient).

Pour la borréliose de Lyme, il en va de même. On cherche à utiliser des critères à la fois suffisamment sensibles (qui détectent un maximum de patients ayant une borréliose) et spécifiques (qui ne détectent pas les patients qui n'ont pas de borréliose). Il s'agit par conséquent d'une sorte de compromis qui permet d'avoir une évaluation moyenne qu'on pense représentative de la vérité entre patients décomptés en trop et patients non décomptés. La définition qui fait référence dans ce domaine est celle du groupe d'experts de la Société de microbiologie et d'infectiologie européenne, qui est une définition « composite » s'appuyant à la fois sur des éléments cliniques (présence de symptômes typiques de l'infection) et biologiques (sérologie, analyses du liquide articulaire ou du liquide cérébro-spinal). Les principales études à travers le monde utilisent ces critères, ce qui permet d'avoir une comparaison réaliste.

À l'inverse, les enquêtes qui ne tiennent pas compte des éléments biologiques (sérologie) au cours des formes tardives de la maladie risquent de prendre en considération des patients n'ayant pas la borréliose de Lyme, surtout si les signes cliniques sont imprécis. Le risque est alors d'aboutir à des résultats surévalués. C'est ce qui se passe pour les estimations montrant une incidence (nombre de cas par an dans une population donnée) de la borréliose très élevée : elles utilisent des critères très larges, qui amplifient le risque de décompter des patients n'ayant pas la maladie. Par ailleurs, on ne pourra en aucun cas établir de comparaison réaliste si on utilise des critères diagnostiques différents pour évaluer la fréquence de l'infection.

Fréquence de l'érythème migrant

La situation diagnostique la moins controversée reste la détection de l'érythème migrant car, à ce stade de l'infection, le diagnostic repose uniquement sur l'aspect clinique, assez caractéristique. Il existe d'ailleurs un consensus sur le fait que les tests biologiques, comme la sérologie, ne sont pas nécessaires.

Si on se limite à cet érythème migrant comme critère de définition, on peut obtenir des chiffres assez fiables (même si des formes atypiques de cet érythème migrant peuvent induire des incertitudes diagnostiques). En France, dans cinq régions distinctes, une enquête basée sur ce critère a permis d'apprécier la fréquence de la maladie d'une région à l'autre[3]. L'incidence annuelle est la plus basse en Aquitaine, avec un ratio de 8,8 érythèmes migrants pour 100 000 patients, contre 40/100 000 dans le Limousin, 46,1/100 000 en Franche-Comté, 76/100 000 dans trois départements de la région Rhône-Alpes et 87,7/100 000 en Alsace. Bien évidemment, ces résultats peuvent aussi révéler le degré de connaissance (ou de méconnaissance) des médecins dans les différentes régions, où l'infection est plus ou moins bien connue.

Le réseau Sentinelles

Le réseau Sentinelles est une autre source de surveillance formée par des médecins généralistes qui participent à la déclaration de certaines maladies, dont la grippe. Ces médecins sont répartis de façon homogène sur l'ensemble du territoire français. Ils constituent un échantillon global et relativement fidèle de l'ensemble des médecins en France, ce qui permet l'extrapolation des données issues de ce réseau.

Pour la borréliose de Lyme, les incidences sont représentées par région. Globalement, le nombre total à partir des déclarations est estimé entre 30 000 et 40 000 cas par an en France, soit une incidence annuelle d'environ

50/100 000 patients jusqu'en 2015. En 2016, année de la sortie du plan Lyme, donc dans un contexte d'embrasement médiatique, l'incidence annuelle a largement augmenté, passant à 84/100 000. S'agissait-il d'une modification de l'épidémiologie de la borréliose de Lyme, le début d'une situation de forte épidémie comme le craignaient beaucoup de personnes ? En tout cas, l'alerte a fait la une de nombreux journaux : « Explosion du nombre de cas ! », « Sommes-nous face à une épidémie ? » Des propos plus catastrophistes les uns que les autres ont suscité une réelle inquiétude : avait-on négligé cette maladie sans tenir compte de sa progression ? En fait, le nombre de cas l'année suivante a aussi été assez élevé, mais avec un taux d'incidence en baisse par rapport à 2016 : 69/100 000. Il faut rester vigilant et poursuivre la surveillance, car seul l'avenir nous dira s'il s'agit d'une réelle alerte ou simplement de variations annuelles comme en connaissent la plupart des maladies infectieuses[4].

Enquêtes épidémiologiques

En France, les autorités sanitaires sont allées plus loin pour estimer la fréquence de l'infection afin d'éviter les biais liés au manque éventuel de représentativité du réseau Sentinelles et au potentiel manque d'expérience des médecins déclarants, non spécialistes de cette infection.

Des enquêtes régionales ont été effectuées. Il s'agit d'enquêtes déclaratives réalisées par des médecins généralistes et spécialistes d'une région donnée, qui ont eu une formation sur la borréliose de Lyme de façon à obtenir une bonne homogénéité dans les critères de déclaration. Les études de ce type sont lourdes et coûteuses à organiser (peu de pays en ont réalisé), mais les résultats sont d'une bonne fiabilité car les critères diagnostiques sont bien maîtrisés par une population de médecins spécifiquement formés et volontaires pour faire la surveillance. Cette participation active des médecins permet d'obtenir d'emblée, au moment de la consultation, toutes les informations souhaitables sur les symptômes, les signes de gravité, le traitement proposé, mais aussi le mode de contamination et les facteurs de risque d'exposition. Avec ce type de méthode d'analyse, l'incidence annuelle de l'infection est estimée à 65-105 cas pour 100 000 habitants dans le Limousin (2004 à 2006)[5], 180-232/100 000 en Alsace (2001-2003)[6] et 117/100 000 en Alsace (2014 à 2015)[7]. En se basant sur ces résultats en Alsace, et en utilisant les mêmes critères diagnostiques, on constate que le nombre de cas n'augmente pas entre les deux périodes d'étude. Ces chiffres sont cependant à nuancer, car la méthodologie n'est pas totalement superposable.

Ces enquêtes se sont aussi intéressées au facteur de risque de contracter la maladie. Il en ressort que la pratique de la marche est le risque le plus fréquemment rencontré. Le jardinage est aussi un mode d'exposition important. Quant à la cueillette de champignons et de baies, qui est une activité moins universelle que la marche, elle semble fortement associée au risque de contracter l'infection en Franche-Comté.

Enquêtes de séroprévalence

Une autre approche pour évaluer la fréquence d'une infection est de faire des tests diagnostiques à l'ensemble d'une population donnée.

Comme il n'y a pas de test simple qui permette de détecter l'agent pathogène, *Borrelia,* de la borréliose de Lyme, on va utiliser des tests sérologiques. Ces tests ne sont pas des marqueurs de la maladie, mais les témoins d'un éventuel contact préalable entre un hôte et la bactérie. Ces tests pouvant rester positifs pendant plusieurs années, même en cas de guérison, ils permettent d'avoir une estimation de l'exposition d'une population à un pathogène donné, mais ils ne permettent pas d'évaluer la fréquence de la maladie elle-même. Nous disposons de données pour les maladies transmises par les tiques qui ont été réalisées dans l'est de la France au sein de populations particulièrement exposées, comme les travailleurs forestiers. On peut évaluer la séroprévalence, c'est-à-dire le nombre de personnes ayant une sérologie positive dans une population donnée, que ces personnes présentent ou non des symptômes de la maladie. Pour la borréliose de Lyme, la séroprévalence était de 14,1 % en 2016 dans des populations exposées au risque de piqûre de tique[8]. Il s'agissait de la séroprévalence la plus élevée parmi l'ensemble des infections transmises par les tiques étudiées. Dans des populations moins exposées et dans des régions moins endémiques, cette séroprévalence est plus faible. En Europe de l'Est, en Pologne par exemple, certaines études montrent une séroprévalence dans des populations à risque pouvant dépasser 30 %[9]. Il est important de bien comprendre que la séroprévalence ne correspond pas aux personnes malades, mais au nombre de personnes qui ont été en contact avec *Borrelia* et qui en ont gardé des traces sous forme d'anticorps, parfois plusieurs années après, même en cas de guérison bien souvent. À titre de comparaison, la séroprévalence d'une maladie comme la varicelle en France, maladie presque obligatoire au cours de l'enfance, dépasse 90 % dans la population adulte... alors que ces adultes en ont bel et bien guéri !

Interpréter les données épidémiologiques sur la borréliose de Lyme

On constate souvent que la polémique repose sur la comparaison de résultats discordants d'une étude à l'autre. Le problème n'est en général pas lié à la qualité des études qui sont réalisées, mais à la volonté de vouloir comparer des données qui ne sont pas comparables.

Prenons l'exemple de la France et des États-Unis. Dans notre pays, les données sont colligées par l'intermédiaire du réseau Sentinelles et de Santé publique France, organisme qui a pour mission de surveiller l'évolution des maladies en France. Leurs études ne répondent pas tout à fait aux mêmes questions, mais les résultats sont concordants. En effet, le réseau Sentinelles a pour principal intérêt de couvrir l'ensemble de l'espace national. On peut par conséquent comparer la fréquence d'une infection d'une région à l'autre, car les critères qui sont utilisés sont les mêmes partout. Cette surveillance permet aussi de suivre l'évolution de l'infection au fil des années, là encore grâce à la constance des critères diagnostiques. Si ces critères étaient modifiés, la comparaison deviendrait erronée. Les enquêtes régionales de Santé publique France, qui utilisent des critères proches mais avec plus de précision et plus de contrôle, ont pour objectif d'approcher au plus juste la fréquence de la maladie, en impliquant un nombre bien plus important de médecins, formés spécifiquement au diagnostic de maladie de Lyme, puis en faisant valider par un comité expert toutes les déclarations. Ces études présentent l'avantage d'une méthodologie plus rigoureuse à l'échelle d'une région et permettent d'approcher avec moins de risques d'erreur le nombre de patients atteints de la maladie de Lyme. Grâce à elles, on peut aussi récupérer d'autres informations concernant les patients (exposition au risque, type de symptômes, traitement…) et faire une cartographie très précise de la fréquence de la maladie à une échelle cantonale. Comme les critères de déclaration sont proches, on peut comparer des résultats, ce qui a permis de valider la qualité tout à fait acceptable des données issues du réseau Sentinelles.

Les méthodes utilisées aux États-Unis sont bien différentes. Ni moins justes ni meilleures, simplement différentes ! Il existe un registre de déclaration de la maladie de Lyme depuis 1991, géré par les CDC, l'équivalent de Santé publique France. Cependant, les critères de définition se sont adaptés au fil des années, en particulier par l'acceptation de diagnostics dotés de critères de probabilité moins stricts. Dans ces conditions, l'évaluation de la fluctuation de la maladie dans le temps est difficile à établir avec justesse, puisque le fait d'élargir les critères de définition conduit automatiquement à augmenter artificiellement le nombre de cas[10]. Par ailleurs, d'autres études s'appuient sur des données issues des registres des assurances santé[11]. On dispose ainsi de données à très grande échelle, ce qui est un avantage, mais on ne peut maîtriser réellement le type de données, car on n'identifie que les patients qui sont « codés » comme ayant une borréliose de Lyme, et il n'y a pas de critères permettant de vérifier sur quels arguments cliniques les patients ont été codés ainsi. Pour pallier cet inconvénient, les épidémiologistes américains ont vérifié que ces patients avaient bien eu un traitement antibiotique tel qu'il est recommandé par l'IDSA, la société de pathologie infectieuse américaine. Les patients qui sont alors retenus définitivement avec le diagnostic de maladie de Lyme sont ceux qui ont été déclarés et traités comme tels par leur médecin traitant. Nous ne disposons cependant d'aucune donnée permettant de vérifier si les symptômes cliniques correspondent réellement à la maladie de Lyme, or nous savons bien que, depuis plusieurs années, les polémiques très médiatisées ont abouti (à tort ou à raison, là n'est pas la question) à produire bien plus de diagnostics de maladie de Lyme, tout particulièrement sur des critères moins précis qu'auparavant, et que ces patients sont souvent traités par antibiotiques de crainte d'une évolution péjorative, y compris quand nous n'avons pas la certitude du diagnostic. Cette évolution implique forcément une augmentation du nombre de cas au cours des dernières années, non pas parce que la maladie de Lyme est plus fréquente (ce n'est d'ailleurs pas la conclusion des CDC), mais parce qu'elle est plus souvent évoquée et traitée par les médecins.

Les Pays-Bas, qui sont très investis dans la surveillance de la maladie de Lyme[12], ont choisi une autre méthodologie. Ils réalisent des enquêtes à large échelle en envoyant directement à tous les médecins concernés par la maladie, en particulier les généralistes, un formulaire de déclaration. Il s'agit d'une méthode très proactive qui doit pouvoir assurer des données intéressantes à exploiter, car on va chercher l'information à la source. Ils ont pris la précaution de préciser dans le questionnaire les critères diagnostiques à utiliser, mais, contrairement aux études réalisées en France, il n'y a pas eu de contrôles pour vérifier que tous les médecins interprétaient de la même façon ces critères... C'est un point très important, ainsi que nous l'avons constaté au cours des enquêtes épidémiologiques régionales en France. Sur l'enquête réalisée en Alsace, près de 30 % des déclarations ne répondaient pas à la définition stricte proposée, or les définitions dans les deux études sont assez proches. L'étude néerlandaise est par conséquent plus « permissive » sur le plan du diagnostic. Là encore, il ne s'agit pas d'une critique, mais du rappel que ce fait doit être pris en compte avant de tenter une comparaison de ces deux types de données. Malgré ces différences, il est très intéressant de vérifier l'évolution du nombre de maladies de Lyme sur des données épidémiologiques recueillies selon la même méthodologie. Les Pays-Bas nous montrent encore l'exemple avec des études réalisées sur la fréquence des consultations pour piqûre de tique et pour érythème migrant. Il en ressort que, après une période d'augmentation (soit réelle, soit liée à une meilleure information de la population), la situation s'est stabilisée ces dernières années[13].

Dans les autres pays européens, l'absence de surveillance précise fait que les données ne sont pas toujours bien déterminées. En Allemagne, par exemple, les règles de notification dépendent des différents Länder, ne permettant pas d'avoir une idée précise et globale du nombre de cas. Il faut par conséquent s'abstenir de tirer des conclusions hâtives et fausses à partir des données accessibles, qui sont justes mais qui ne permettent pas de réaliser des comparaisons visant à affirmer l'évolutivité de la maladie.

Incidences annuelles régionales des cas de borréliose de Lyme vus en consultation de médecine générale en France métropolitaine estimés en 2015	
Région	**Taux d'incidence pour 100 000 habitants et intervalle de confiance à 95 %***
Alsace	183 [66 ; 300]
Aquitaine	102 [6 ; 198]
Auvergne	47 [6 ; 88]
Basse-Normandie	34 [0 ; 72]
Bourgogne	24 [0 ; 71]
Bretagne	36 [0 ; 79]
Centre	30 [3 ; 57]
Champagne-Ardenne	48 [0 ; 106]
Corse	19 [0 ; 46]
Franche-Comté	117 [28 ; 206]
Haute-Normandie	28 [0 ; 82]
Languedoc-Roussillon	10 [0 ; 30]
Limousin	516 [135 ; 897]
Lorraine	128 [0 ; 314]
Midi-Pyrénées	82 [19 ; 145]
Nord-Pas-de-Calais	8 [0 ; 24]
Pays de la Loire	25 [0 ; 73]
Picardie	0 [0 ; 0]

* Terme statistique qui permet d'évaluer la précision du résultat. Dans ce cas, la marge d'erreur est de 5 % pour les valeurs basses et hautes (valeurs entre crochets).

Poitou-Charentes	0 [0 ; 0]
Provence-Alpes-Côte d'Azur	6 [0 ; 19]
Île-de-France	38 [16 ; 60]
Rhône-Alpes	65 [37 ; 93]

Évolution du nombre de cas annuels de borréliose de Lyme en France jusqu'en 2017 (données réseau Sentinelles*)

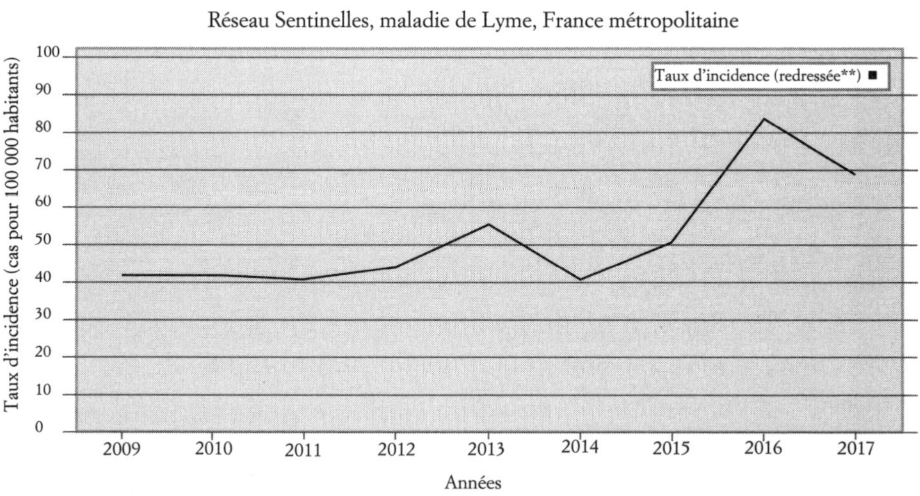

* Réseau Sentinelles, INSERM/UPMC, http://www.sentiweb.fr/

** Le taux d'incidence est calculé en fonction du nombre de cas déclarés ; ce dernier n'étant pas exhaustif, on applique un taux de redressement pour avoir l'estimation la plus proche possible du nombre réel de cas.

Les signes évoquant une borréliose de Lyme

Comme pour la plupart des maladies, l'analyse du médecin face à un patient commence par la collecte des informations concernant les signes que présente le patient. Cette analyse des symptômes, étape très importante, est le point de départ du raisonnement dit « clinique » qui va amener le médecin à imaginer différentes hypothèses diagnostiques. Il est donc indispensable de pouvoir « traduire » le symptôme exprimé par le patient pour le rendre intelligible pour la médecine.

Dans le cas de la borréliose de Lyme, certains symptômes ont plus de valeur que d'autres, car ils sont plus fortement associés à la maladie. Ce sont ceux qui sont utilisés comme point de départ du raisonnement clinique du médecin. Ils sont le résultat de l'analyse des patients chez qui le diagnostic repose sur des arguments de certitude, c'est-à-dire des patients pour qui le diagnostic de borréliose de Lyme ne peut être mis en doute. Nous allons par conséquent nous intéresser aux symptômes présents chez les patients porteurs de *Borrelia.* En effet, si le diagnostic est douteux (par exemple parce que les tests sanguins ne sont pas typiques de ce que l'on attend au cours de la borréliose), on risque fortement de se tromper en attribuant, à tort, des symptômes à cette infection. L'attribution de symptômes à la maladie de Lyme alors que la bactérie n'est pas associée à ces symptômes n'est que spéculation…

Cette démarche demande une rigueur scientifique prononcée, seule garantie de la qualité de l'information que l'on recherche. Nous allons pouvoir établir un tableau clinique type, où chaque symptôme pourra avoir une pondération plus ou moins importante pour établir le diagnostic avec un maximum de finesse. Les symptômes cliniques qui sont décrits dans ce chapitre correspondent aux manifestations liées à la présence de *Borrelia.* Cette analyse présente néanmoins un problème : *Borrelia* est difficile à mettre en évidence, et nous n'avons qu'une faible minorité de patients porteurs de cette bactérie. Nous allons donc focaliser notre attention sur ces derniers, au risque d'avoir une analyse biaisée car elle se sera intéressée uniquement aux individus les plus fortement contaminés par la bactérie, qui ne sont peut-être pas représentatifs de l'ensemble des personnes atteintes de la maladie de Lyme. On peut par exemple imaginer que des patients plus faiblement porteurs de la bactérie, donc pour lesquels le diagnostic ne peut être certifié, présentent des signes cliniques différents, atténués par rapport à ceux des individus fortement contaminés… Cela, personne ne peut le savoir dans l'état actuel de nos connaissances, et ça ne doit donc pas remettre en cause la valeur de l'analyse.

L'analyse des symptômes cherchera à retenir préférentiellement les signes qui sont les plus à même de rentrer dans le raisonnement médical, afin de centrer les hypothèses sur un nombre minimal de diagnostics sans trop de risque de se tromper. Il s'agit de la base du raisonnement médical tel qu'il est appliqué à l'ensemble du diagnostic, quel que soit le domaine.

Les autres agents infectieux transmis par les tiques peuvent provoquer des manifestations qu'il ne faut pas nommer « maladie de Lyme », car elles ne sont pas en rapport avec la présence de *Borrelia.* Elles correspondent à d'autres infections, qui seront décrites plus loin (page 259).

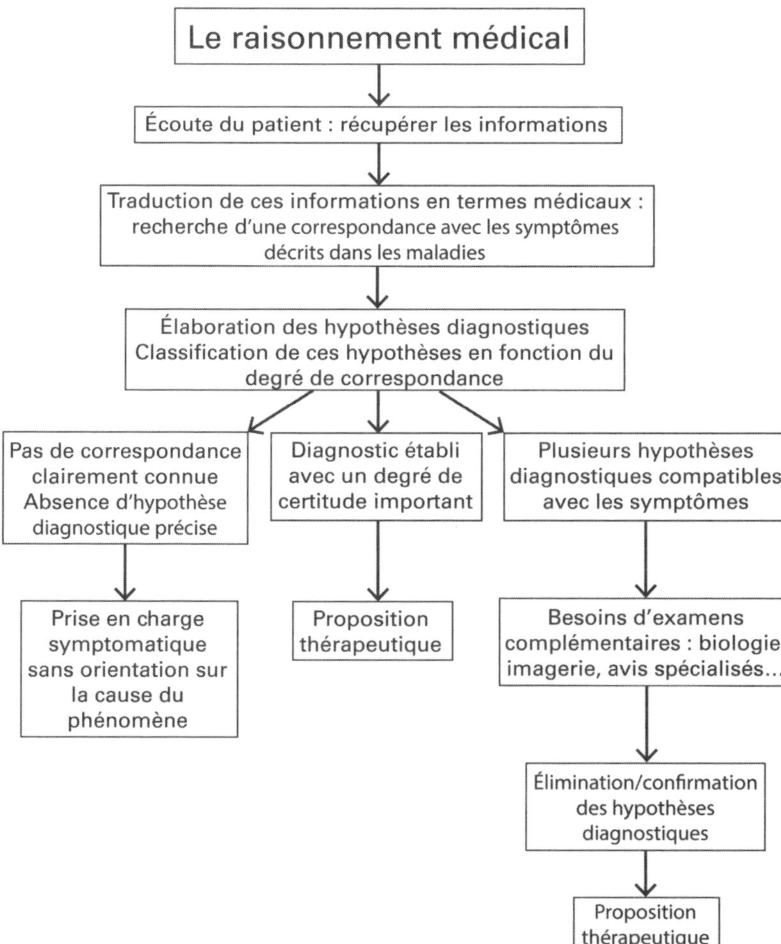

Les symptômes généraux

Un autre niveau de difficulté rencontré est la multiplicité des symptômes qui peuvent être décrits. Il serait contre-productif de vouloir attribuer des symptômes trop généraux et manquant de spécificités comme critères de définition d'une maladie.

La présence d'une fatigue, par exemple, est quasi constante en cas d'infection. Il s'agit d'une conséquence à la fois des effets induits par l'agent pathogène et de la réaction de l'organisme pour se défendre contre cet agent. De plus, la fatigue est un symptôme très subjectif qui repose avant tout sur le ressenti des patients et qui est présent dans de nombreuses maladies ainsi que bien d'autres situations sans caractère pathologique : effort physique, stress, modification du rythme de vie, facteurs psychologiques… La présence du symptôme « fatigue », très souvent présent au cours de la maladie de Lyme, ne peut pas être considérée comme suffisamment spécifique. Dans le raisonnement médical, il n'interviendra donc pas, et ce d'autant que son absence n'élimine en rien un diagnostic de borréliose.

Il en va de même pour le symptôme « douleurs multiples ». Il n'oriente pas vers la souffrance d'un organe en particulier, et ne nous permet pas d'émettre des hypothèses précises. Ces douleurs sont présentes dans de nombreuses autres situations pathologiques : infections diverses et variées, maladies rhumatismales, neurologiques… Pour la maladie de Lyme, il est important d'aller plus avant dans l'analyse de ce symptôme : est-ce une atteinte des articulations ? des racines nerveuses ? Ce sont les renseignements de l'interrogatoire détaillé et de l'examen clinique qui vont nous permettre de comprendre avec précision les mécanismes de ces douleurs. Si on n'arrive pas à préciser les choses, alors la valeur diagnostique de ce symptôme est très faible. Ce point est souvent à l'origine d'un malentendu entre le médecin et son patient. Le fait de ne pas pouvoir se servir d'un symptôme pour établir un diagnostic fait que le médecin y prête peu d'attention, alors que le patient le ressent souvent comme un symptôme majeur et ne comprend pas pourquoi son médecin n'y attache que si peu d'intérêt. La démarche n'est pas la même : le patient cherche à exprimer son malaise, le médecin cherche à interpréter les symptômes. Il m'arrive souvent de dire à mes patients que tel ou tel symptôme ne m'aide pas dans ma volonté de comprendre ce qui se passe, mais qu'il ne s'agit en rien d'une remise en question de la réalité de ce symptôme.

La fièvre aussi est souvent évoquée pour la borréliose de Lyme. En fait, elle est rarement présente et, quand elle l'est, elle est très modérée. La présence d'une forte fièvre chez un patient est même devenue un élément qui oriente le diagnostic vers d'autres hypothèses. La recherche d'une borréliose de Lyme chez un patient présentant de la fièvre n'est pas justifiée.

La phase précoce

La situation la plus simple est celle de la phase primaire, car la bactérie est présente dans le tissu cutané, assez facilement accessible aux prélèvements. Nous sommes par conséquent dans la configuration où la description des symptômes s'appuie bien sur des personnes chez qui *Borrelia* a pu être identifiée : le diagnostic est certain, et les signes qui lui sont associés sont bien connus.

L'identification des manifestations cutanées est par conséquent peu sujette à controverse. L'érythème migrant, quand il est identifié, permet avec un degré de certitude très important d'établir le diagnostic de borréliose de Lyme sans avoir besoin de recourir à des examens complémentaires.

La forme typique de l'érythème migrant est suffisamment simple à reconnaître. Elle ne nécessite aucune confirmation par prise de sang. L'érythème correspond à une rougeur qui disparaît à la pression de la peau pendant quelques secondes pour réapparaître dès qu'on relâche la pression. Au cours de la phase primaire de la borréliose, cet érythème est de forme grossièrement circulaire autour de la piqûre de tique (lorsque celle-ci a pu être repérée). L'évolution est l'un des points clés du diagnostic, puisque cet érythème va s'agrandir de façon centrifuge, prenant ainsi une forme annulaire car la rougeur ne reste présente qu'à la périphérie de la lésion. Au centre, on peut parfois encore apercevoir la trace de la piqûre de tique, ce qui confère à la lésion un aspect dit « en cocarde ». L'autre point clé du diagnostic est la taille de la lésion. En effet, pour la différencier de la réaction inflammatoire induite par l'injection de salive de la tique, on estime que l'érythème migrant doit faire au minimum 5 centimètres de diamètre. Bien entendu, lors des stades très précoces de cet érythème migrant, sa taille peut être inférieure. On pourrait alors hésiter avec une réaction inflammatoire non spécifique. La différenciation se fait sur la chronologie des faits : la réaction inflammatoire non spécifique est due à la présence de protéines générant cette réaction, et présente dans la salive des tiques, donc dès les premiers instants du repas sanguin, alors que l'érythème migrant dû à *Borrelia* ne devient visible qu'au moment de la réaction inflammatoire induite par la bactérie et décalée de quelques jours, voire quelques semaines. C'est ce décalage chronologique qui va nous orienter vers le diagnostic de borréliose. En cas de doute persistant, il est parfois demandé au médecin de patienter quelques jours, ce qui n'a pas de conséquences en termes de pronostic, pour éviter de prescrire des antibiotiques inutilement. Si l'érythème disparaît spontanément dans les 24 à 48 heures après le retrait de la tique, c'est qu'il s'agit d'une réaction inflammatoire non spécifique ; si au contraire il s'étend, alors on pourra conclure à une borréliose débutante.

Dans certains cas, l'érythème migrant peut, en l'absence de traitement, prendre une taille allant jusqu'à plusieurs dizaines de centimètres. D'autres symptômes peuvent accompagner l'érythème migrant au début de son évolution. Classiquement, on note de la fièvre, des courbatures, un état de malaise. Dans notre expérience, cependant, ces symptômes sont vraiment très discrets, et le plus souvent absents. Il n'est pas rare de voir des patients avec leur érythème migrant typique nous dire d'un air dubitatif qu'ils ne se sentent aucunement malades. C'est l'un des dangers de cette maladie : il n'y a, au début, aucun signe alarmant, ce qui induit un risque pour le patient de ne pas prendre d'avis médical. Or l'évolution, même sans traitement, va se faire spontanément vers la disparition de la lésion en quelques semaines… ce qui n'est pas synonyme de guérison ! Il est par conséquent très important de voir un médecin si on suspecte un érythème migrant, même s'il n'y a aucune gêne par ailleurs.

La phase de dissémination

Après son passage dans la peau, la bactérie va disséminer avec un passage dans le sang, assez fugace, pour ensuite aller s'implanter dans divers tissus, le plus souvent les articulations et le système nerveux. Cette phase de dissémination peut s'accompagner de manifestations cutanées que l'on appelle « érythème migrant multiple ». Il s'agit de placards cutanés rouges ressemblant à l'érythème migrant, mais qui apparaissent en même temps à différents endroits du corps et qui ne sont pas centrés sur une piqûre de tique. Cette forme de borréliose est plus fréquente en Amérique du Nord qu'en France.

Les signes articulaires

Pour décrire les signes articulaires, on garde le principe énoncé au début de ce chapitre : s'intéresser au patient chez qui *Borrelia* a pu être identifiée. Or, au cours des formes tardives, l'isolement de *Borrelia* dans les tissus est rarement fait en routine quand on va voir son médecin.

Si l'on prend en considération les études des patients chez qui *Borrelia* a pu être isolée sur ponction articulaire[1], on peut tirer de cette description des informations extrêmement utiles. Chez ces individus, dans la majorité des cas, les symptômes sont localisés au genou (qui est aussi l'articulation la plus facilement accessible à la ponction). Ces patients présentent toujours des signes inflammatoires, la douleur étant accompagnée d'un épanchement articulaire (présence de liquide), d'une augmentation de la chaleur locale, voire (c'est plus rare) d'une rougeur.

Les douleurs surviennent préférentiellement au repos (par exemple le matin, au lever). Les autres articulations sont plus rarement concernées. Dans la grande majorité des cas, seules quelques articulations sont douloureuses, parfois même une seule. Les petites articulations des mains ne sont pas concernées, pas plus que la colonne vertébrale. Cette analyse permet par conséquent d'évoquer avec une certaine précision la maladie de Lyme dans des situations bien déterminées.

On oppose à cette description certains diagnostics différentiels. La localisation des articulations douloureuses est importante. Par exemple, l'atteinte inflammatoire localisée au niveau des petites articulations des mains doit faire évoquer un rhumatisme (comme la polyarthrite rhumatoïde, par exemple). Ce type de manifestations n'a jamais pu être clairement associé à la présence de *Borrelia* dans l'organisme. La localisation des douleurs au niveau de la colonne vertébrale doit aussi faire évoquer d'autres diagnostics que la maladie de Lyme.

De même, l'horaire et les facteurs déclenchants des douleurs permettent de déterminer si l'hypothèse de borréliose de Lyme est possible ou non. On définit ainsi des douleurs « mécaniques », qui sont déclenchées par les mouvements, les appuis et les mises en tension, par opposition aux douleurs dites « inflammatoires », qui sont celles qui se rencontrent au cours de la maladie de Lyme. Les douleurs mécaniques révèlent dans la grande majorité des cas une atteinte de type dégénératif que l'on peut comparer à une forme d'usure des structures articulaires ou juxta-articulaires (comme les ligaments, les ménisques au niveau du genou ou les tendons). Là encore, *Borrelia* n'a pas été associée à des phénomènes dégénératifs. Ce point permet aussi, en fonction des symptômes et de leurs facteurs déclenchants, de faire une analyse très précise autorisant l'élimination d'emblée de l'hypothèse de borréliose de Lyme.

Les signes neurologiques

Les formes neurologiques sont probablement plus difficiles à analyser. En effet, la mise en évidence de *Borrelia* dans des tissus comme les nerfs, la moelle ou le cerveau est difficile à imaginer en routine. Même lors des études scientifiques menées par des laboratoires compétents, il est difficile d'imposer aux patients le prélèvement de tissus neurologiques.

Il en découle à ce jour une certaine incertitude quant aux signes neurologiques que l'on peut attribuer à la borréliose de Lyme, car on ne peut s'appuyer sur l'analyse des patients ayant fait l'objet d'un prélèvement positif à *Borrelia* pour faire des déductions sur le lien existant entre un symptôme et la présence de la bactérie. Les données sont peu nombreuses et ne permettent pas de se faire une opinion exhaustive des manifestations liées aux neuroborrélioses[2]. Il est alors nécessaire d'utiliser d'autres critères diagnostiques. Le plus communément utilisé est la présence d'anticorps spécifiques produits dans le liquide cérébro-spinal, ce liquide fabriqué par les méninges, les tissus qui entourent le cerveau et la moelle épinière. L'analyse consiste en une méthode de diagnostic indirecte, dans la mesure où elle ne met pas en évidence la bactérie elle-même, mais les anticorps produits par le système immunitaire du patient et fabriqués dans ce liquide. Ce critère est parfois corrélé à la présence d'une réaction inflammatoire dans le liquide cérébro-spinal, à l'instar de ce qui est constaté dans les articulations. Le diagnostic est alors posé avec certitude.

Les manifestations neurologiques associées à ces critères diagnostiques sont assez polymorphes[3]. Il existe cependant des formes plus fréquemment décrites. Pour les identifier, il est fondamental de faire une analyse clinique neurologique précise.

L'analyse des signes neurologiques

C'est l'examen clinique réalisé par le médecin qui permet de déterminer si l'atteinte est compatible avec une neuroborréliose. L'examen clinique neurologique est très précis et donne des renseignements fiables sur le type de tissu neurologique atteint. C'est ainsi que le médecin peut faire la différence avec, par exemple, un accident vasculaire cérébral.

Ce dernier point est un des éléments fondamentaux du diagnostic. En effet, si l'on part du principe que la bactérie *Borrelia* va endommager le tissu nerveux (nerf, moelle, encéphale...), et sachant que chacune des structures de ses tissus a une fonction très précise, on s'attendra à constater un dysfonctionnement précis. Il s'exprime alors par le symptôme correspondant à la lésion nerveuse : l'atteinte d'un nerf sensitif s'exprimera par des troubles de la sensibilité (comme des paresthésies) dans le territoire innervé par ce nerf. Au contraire, si les symptômes présentés par le patient ne correspondent à aucun territoire innervé par un nerf donné ou une partie donnée de l'encéphale ou de la moelle, on va en déduire qu'aucune structure anatomique correspondante n'est lésée.

On dit dans ce cas que les douleurs ne sont pas systématisées et qu'elles ne correspondent pas à une atteinte anatomiquement précisée. Ce sont plutôt les hypothèses dites « fonctionnelles » qui sont alors avancées pour expliquer les symptômes, ce qui signifie qu'il n'y a pas de raison identifiable à l'origine des manifestations, ni *Borrelia* ni une autre cause. Lors des maladies de type fibromyalgies, qui se caractérisent justement par des atteintes algiques multiples, on explique ces phénomènes douloureux par une désynchronisation entre les stimuli émanant du système nerveux périphérique (les nerfs) et leur analyse au niveau du système nerveux central (l'encéphale). L'encéphale analyse en quelque sorte des stimuli comme étant des douleurs, alors qu'il n'y a aucun processus à l'origine des stimuli eux-mêmes[4].

Les méningo-radiculites

Les méningo-radiculites sont des atteintes inflammatoires des méninges et des racines nerveuses émergeant de la moelle épinière. Ce terme comprend deux éléments. Le premier, « méningo », fait référence à une réaction inflammatoire présente dans le liquide cérébro-spinal et identifiable par ponction lombaire. Le deuxième terme, « radiculite », fait référence à l'inflammation d'une racine nerveuse.

Au cours de la neuroborréliose, c'est bien le tableau clinique de radiculite qui prédomine. En effet, la méningite est souvent discrète sur le plan clinique, contrairement aux autres méningites bactériennes, comme la méningite à méningocoque. En pratique, il n'y a pas de fièvre à ce stade de la borréliose de Lyme, et les maux de tête, même s'ils peuvent être présents, restent en général assez discrets et n'imposent pas l'alitement. Il n'y a pas non plus de vomissements, ni de raideur de la nuque.

Les signes de radiculite correspondent à la souffrance d'un nerf à son émergence du canal rachidien et de la moelle épinière. Ces signes cliniques sont en général d'ordre sensitif, avec la présence de douleurs associées à des troubles de la sensibilité (sensation de fourmillements), dysesthésie ou paresthésie selon que ces troubles sont spontanément perçus ou déclenchés par le toucher. Le territoire de ces manifestations douloureuses correspond en général à la zone innervée par le nerf en question, et se trouve le plus souvent sur un des membres. Ces signes sont proches de ce que les patients ressentent lors de névralgies cervico-brachiales ou lors de ce qu'on appelle communément « sciatiques ». Les phénomènes de souffrance sont comparables, mais le facteur déclenchant est différent. Pour les neuroborrélioses, c'est l'inflammation induite par la bactérie qui occasionne les douleurs, alors que c'est la compression du nerf par une hernie discale ou tout autre processus expansif qui provoque la douleur lors d'une « sciatique ».

D'autres localisations pour la neuroborréliose sont possibles dans la mesure où les nerfs rachidiens émergent de la moelle épinière à différents endroits. Quand ce sont les nerfs issus de la région thoracique ou abdominale qui sont la cible de l'inflammation, les symptômes ressemblent à des névralgies intercostales ou à des névralgies localisées au niveau de la ceinture abdominale. Ces dernières sont plus rares, et de ce fait plus difficiles à identifier.

D'autres localisations encore sont classiques : les atteintes des nerfs crâniens, qui trouvent leur origine dans le tronc cérébral, la partie la plus proche de l'encéphale. Dans cette zone, on trouve les noyaux d'origine des nerfs venant innerver différentes zones du visage et certains organes, comme les yeux, la langue, les oreilles. On distingue ainsi douze paires de nerfs crâniens (gauches et droits), qui peuvent provoquer chacun, en cas de lésion du nerf, des symptômes propres qui sont spécifiques à l'atteinte de ce nerf. Des lésions des nerfs oculomoteurs vont ainsi provoquer des paralysies des yeux ou des troubles de la vue, comme la diplopie ou vision double. La forme la plus fréquente de ces atteintes des nerfs est la lésion de la septième paire crânienne, qui innerve les muscles du visage. Elle provoque une paralysie de la moitié du visage, appelée « paralysie faciale ». Des atteintes bilatérales ont été décrites, mais elles restent exceptionnelles. Cette paralysie faciale est une des formes les plus connues de la neuroborréliose. Elle est facile à reconnaître, et se révèle impressionnante pour le patient du fait de la déformation du visage qui lui est liée. Cette atteinte, beaucoup plus facilement repérable que des atteintes sensitives (se manifestant par des douleurs ou des modifications de la sensation du toucher), va amener le patient à consulter très rapidement son médecin. Ces cas de paralysie faciale sont par conséquent très rapidement détectés, et peuvent être pris en charge sans retard. Il faut cependant veiller à confirmer le diagnostic de borréliose, car il existe d'autres causes de paralysie faciale : atteintes liées à certains virus (varicelle, zona), causes inflammatoires non infectieuses (par exemple, dans la sarcoïdose), ou tumorales, ou traumatiques. La rapidité de l'accès au diagnostic explique très probablement pourquoi cette forme de paralysie faciale est devenue l'expression la plus connue de ce qu'on appelle les « neuroborrélioses précoces ». Il s'agit de manifestations neurologiques survenant dans les semaines qui suivent la contamination par la tique. Parfois, les anticorps n'ont pas encore eu le temps d'être synthétisés par le système immunitaire, et la sérologie peut se révéler négative à ce stade.

Lors de ces méningo-radiculites, le rôle du médecin sera avant tout de vérifier si les symptômes que présente un patient correspondent bien à l'atteinte d'un nerf clairement identifié.

Les encéphalopathies, ou atteintes cérébrales

D'autres formes de manifestations neurologiques ont été décrites, qui peuvent revêtir un caractère très polymorphe. Leur liste n'est peut-être pas exhaustive, car il est toujours très délicat de faire la part des choses entre des manifestations liées à la borréliose et des manifestations en rapport avec une autre cause, toujours en raison de la difficulté qu'il y a à identifier *Borrelia* dans les tissus neurologiques. Cependant, si l'on prend en considération l'analyse du liquide cérébro-spinal avec la présence d'une synthèse intrathécale d'anticorps spécifiquement dirigés contre *Borrelia* comme critère de diagnostic, on peut déduire un certain nombre de renseignements, détaillés ci-après.

Dans le cadre d'une borréliose, les patients rapportent souvent des symptômes comme des troubles de la concentration, des troubles de la mémoire et une fatigabilité intellectuelle. Ceux qui se plaignent de ces manifestations comparent leurs performances actuelles à des performances passées, qui constituent leur seuil de référence personnel. Or, en médecine, nous savons tous qu'au cours de la journée, ou de la semaine, et de façon globale au cours de la vie, les performances intellectuelles d'un individu sont éminemment variables. Il s'agit par conséquent de définir ce qui entre dans une certaine norme. En médecine, cela signifie qu'on va appliquer une règle statistique qui consiste à établir un seuil correspondant à une proportion fortement majoritaire qu'on va fixer comme étant la norme ; si l'on se trouve au-delà de ce seuil, on pourra considérer que l'individu en question présente une anomalie qui justifie la recherche d'une explication à son trouble. Cette comparaison se fait par rapport à l'ensemble d'un groupe d'individus, groupe qui a permis d'établir cette normalité. Or il se trouve que les patients ont plutôt l'habitude de se comparer à eux-mêmes : ils ressentent une baisse de leurs propres performances, par exemple. Il est difficile alors d'établir le caractère pathologique ou anormal de cette baisse de performance. Pour expliquer ce point de vue, il m'arrive souvent de faire le parallèle avec des sportifs ayant l'habitude de faire de la compétition. Le fait de pratiquer un sport à haut niveau les amène naturellement à s'évaluer régulièrement. Le coureur va avoir pour référence un temps donné sur une certaine distance. Ce paramètre lui permettra de comparer chaque performance à sa performance de référence. S'il constate un jour qu'il n'est plus capable d'atteindre cette dernière, il va s'inquiéter, se poser des questions sur les raisons de sa baisse de performance, essayer de trouver une explication valable ; il pourra envisager des explications liées à des événements extérieurs, comme une maladie. Or, pour les performances intellectuelles, qui baissent irrémédiablement avec l'âge comme le font les performances physiques, nous n'avons la plupart du temps aucune mesure de référence. Il est par conséquent très difficile, voire parfois impossible, d'être certain que nous subissons réellement une baisse de performance, et que celle-ci n'est pas due à un moment de fatigue, passager ou non. L'inquiétude qui en résulte fait souvent le reste…

Alors nous, en tant que médecins, nous devons revenir à cette évaluation imparfaite que sont des tests établis sur un groupe de personnes référentes. Les tests les plus connus sont ceux que l'on utilise pour des patients présentant des troubles cognitifs, comme la démence. Le plus connu est le MMS, *mini mental test.* Pour détecter une altération des fonctions cognitives, ces tests de première intention peuvent se révéler insuffisants, mais ils ont au moins pour avantage de rassurer les patients, de réduire leur inquiétude, si le test se révèle normal. Des études très précises basées sur des tests plus complets ont été réalisées[5]. Si on se réfère à elles, on constate que, parmi les personnes ayant des troubles cognitifs avérés, très peu présentent des stigmates d'infection par *Borrelia.* Cependant, un faible pourcentage de ces patients ayant la présence d'une synthèse intrathécale d'anticorps spécifiquement dirigés contre *Borrelia* améliorent leur score lors des tests évaluant leur trouble cognitif après un traitement antibiotique, suggérant ainsi que *Borrelia* pourrait, de façon rare, jouer un rôle dans certaines altérations des troubles cognitifs. Ce point peut être mis en parallèle avec la détection de *Borrelia* dans les tissus cérébraux mis en évidence chez certains patients présentant un tableau de type maladie d'Alzheimer[6]. Il est néanmoins important de préciser que ces *Borrelia* présentes dans les tissus cérébraux ne peuvent pas être considérées comme la cause des troubles cognitifs de par leur simple présence, et ce d'autant plus qu'elles ont été identifiées chez les mêmes patients avec de nombreuses autres bactéries de type spirochètes, dont la plupart font partie de notre flore bactérienne buccale. Devant ce type de résultats, nous avons besoin d'études bien plus puissantes pour démontrer la corrélation entre la présence de *Borrelia* et la maladie d'Alzheimer. Nous ne disposons pas à ce jour d'études à large échelle qui comparerait la fréquence d'isolement de *Borrelia* chez différents groupes de patients ayant ou non des troubles cognitifs.

D'autres atteintes de l'encéphale font l'objet d'observations, comme des vascularites, des inflammations de la paroi des vaisseaux sanguins, ce qui ralentit le flux sanguin vers le cerveau. Le diagnostic repose en général sur des images d'IRM évocatrices de ce diagnostic. Le lien avec les borrélioses est mal établi, sachant que d'autres maladies inflammatoires peuvent donner des images de vascularite à l'IRM.

Les atteintes multiples des nerfs périphériques

En dehors des troubles cognitifs, d'autres manifestations neurologiques ont été associées à la borréliose de Lyme. Celle qui est le plus souvent citée est la polyneuropathie, une atteinte de l'ensemble des nerfs, bilatérale, qui atteint plus volontiers les membres inférieurs, voire les quatre membres. Il est difficile de les distinguer des autres causes de polyneuropathies, comme celles liées au diabète ou à l'abus de consommation d'alcool.

Les formes les plus communément reconnues en rapport avec la borréliose de Lyme sont les polyneuropathies qui accompagnent les acrodermatites atrophiantes. Il s'agit de deux formes d'atteinte tardive liées à *Borrelia* qui peuvent coexister. Les symptômes qui en résultent sont des sensations de fourmillement dans les deux ou les quatre extrémités (pieds, doigts), survenant volontiers la nuit et souvent sans facteur déclenchant, donc non liées à une mauvaise position par exemple. Ces polyneuropathies ne s'accompagnent pas obligatoirement d'anomalies dans le liquide cérébro-spinal.

Les déficits de la motricité peuvent aussi être présents dans les formes cliniques de polyneuropathie quand elles sont à un stade avancé.

La neuroborréliose et les difficultés motrices

En dehors de la paralysie faciale, les atteintes motrices sont globalement assez rares au cours de la borréliose de Lyme. Par atteinte motrice, on entend en médecine une diminution significative de la force musculaire, pouvant aller jusqu'à l'impossibilité de mouvoir un membre ou un segment de membre.

Pour tester la force musculaire, il faut comparer le côté droit par rapport au côté gauche, en demandant par exemple au patient de tendre les bras devant lui ou en lui demandant de marcher sur la pointe des pieds, ce qui met à contribution les muscles extenseurs des pieds. Il ne s'agit pas, contrairement à ce que l'on entend dire régulièrement, d'une sensation de faiblesse musculaire, comme ce que l'on peut ressentir après un effort musculaire. Ces atteintes motrices révèlent le plus souvent des lésions de la moelle épinière ou de l'encéphale (cerveau). Lors d'un accident vasculaire cérébral, par exemple, la destruction de la partie du cerveau vascularisé par l'artère obstruée peut se révéler par une hémiplégie, une paralysie plus ou moins totale d'un côté du corps.

Dans les formes neurologiques de la borréliose de Lyme, les atteintes médullaires (de la moelle) sont extrêmement rares, mais graves. Elles peuvent aussi se manifester par une paralysie des membres inférieurs. Il s'agit là de situations tout à fait exceptionnelles.

Les tableaux atypiques et le diagnostic différentiel

Les tableaux atypiques sont très nombreux : pseudo-sclérose en plaques, atteintes du cervelet ou des noyaux gris centraux, avec à chaque fois des symptômes correspondant au dysfonctionnement de ces zones nerveuses. Par ailleurs, des méningites chroniques avec des maux de tête prolongés ont été décrites lors des neuroborrélioses. Il est cependant important de ne pas confondre la neuroborréliose avec les maladies neurologiques existantes. Les plus connues, comme la sclérose en plaques, la maladie de Parkinson ou la sclérose latérale amyotrophique, correspondent toutes à des manifestations précises de par leurs symptômes, ou leur évolution, et sont bien différentes des formes neurologiques de la maladie de Lyme. Il est donc important de ne pas hésiter à faire des analyses fines, avec si nécessaire des examens complémentaires, comme l'IRM cérébrale, la ponction lombaire ou l'électromyogramme, qui permettront à chaque fois d'identifier le type précis d'atteinte neurologique. Car, pour une lésion anatomique donnée, il existe toujours plusieurs causes possibles, dont (parfois) la maladie de Lyme. Des causes bien différentes peuvent donc provoquer des effets semblables. C'est souvent l'évolution qui permettra de différencier les diagnostics. Dans la sclérose en plaques, par exemple, l'évolution se fera par poussées ; dans l'AVC, le début sera brutal, avec possibilité de récupération ou de séquelles définitives ; dans la sclérose latérale amyotrophique, l'évolution se fera vers une aggravation inexorable. Pour les neuroborrélioses, l'évolution se fera soit vers une amélioration partielle ou totale des symptômes, surtout au cours des formes précoces, soit avec des séquelles persistant après un traitement antibiotique lors des phases tardives (comme les polyneuropathies).

Les autres symptômes

Beaucoup d'autres types de symptômes sont attribués à la borréliose de Lyme, pas toujours à bon escient. En effet, en l'absence de mise en évidence de la bactérie, le lien entre une manifestation donnée et la maladie de Lyme est rarement certifié.

Si le diagnostic n'est pas confirmé, le symptôme en question ne peut pas être attribué à la maladie. C'est l'un des fondements de la séméiologie, la science qui décrit les signes d'une maladie. Parmi les autres manifestations, certaines ne laissent pas beaucoup de doute quant à leur lien avec la borréliose de Lyme. L'atteinte du cœur, par exemple, fait l'objet d'un consensus.

Les atteintes cardiaques

L'atteinte cardiaque, comme les autres manifestations, doit répondre à des critères précis : toutes les formes de cardiopathies ne sont pas susceptibles de révéler une borréliose. L'atteinte au cours de la borréliose est caractérisée par ce qu'on appelle le « bloc auriculo-ventriculaire ». Le système de transmission de l'influx électrique qui provoque la contraction des fibres musculaires cardiaques est perturbé, avec pour conséquence un ralentissement de la fréquence cardiaque, voire des pauses cardiaques.

Ce type d'atteinte peut se rencontrer dans d'autres formes de cardiopathies. C'est par exemple l'une des complications possibles des infarctus du myocarde. Pour autant, la borréliose de Lyme n'a rien à voir avec l'infarctus : les mécanismes en jeu dans ces deux maladies sont totalement différents. Dans la borréliose, il s'agit d'une inflammation induite par la bactérie, alors que dans l'infarctus il s'agit d'une ischémie (manque d'oxygène conduisant à une nécrose des tissus).

La borréliose peut donner d'autres atteintes inflammatoires au niveau du tissu cardiaque, comme des péricardites (atteintes du tissu entourant le muscle cardiaque), voire d'exceptionnelles endocardites (atteintes des valves cardiaques).

Les atteintes des yeux

Sont souvent évoquées des lésions de différents segments de l'œil : la rétine, l'humeur aqueuse, la conjonctive. Cependant, nous sommes toujours et encore confrontés avec la problématique de la présence de *Borrelia,* qui n'a pas pu être affirmée avec certitude dans ces tissus. On ne peut donc pas établir une relation de cause à effet sans risque d'erreur significative.

La présence de troubles visuels au cours de la borréliose de Lyme reste très discutable, car ils ne sont souvent que des sensations subjectives, l'examen ophtalmologique poussé restant très pauvre.

Les atteintes du foie

Des atteintes du foie ont bien été décrites, mais au même titre que dans d'innombrables autres infections, au cours desquelles on constate régulièrement une lyse modérée des cellules hépatiques se traduisant uniquement par des anomalies détectables dans le bilan sanguin (augmentation de différentes enzymes, comme des transaminases, des gamma-GT, des phosphatases alcalines...).

Ces anomalies, qui n'ont rien de spécifique, ne doivent pas être mises en rapport avec une maladie de Lyme sans la condition expresse qu'elles soient associées aux autres signes plus typiques de la maladie.

Les atteintes polymorphes

D'autres symptômes sont souvent attribués de façon abusive à la maladie de Lyme, ce qui en fait une maladie multisymptomatique.

Ce polymorphisme des symptômes contribue à rendre l'analyse et le raisonnement médical diagnostique moins fiables. En effet, dans la mesure où il n'existe plus aucun critère permettant d'exclure cette hypothèse diagnostique, la borréliose de Lyme apparaît comme une cause plausible de toutes sortes de symptômes. Cette approche rend les choses confuses pour les patients comme pour les médecins, et ne contribue pas à mieux connaître cette infection.

La chronologie des symptômes

Les symptômes de la maladie de Lyme suivent la progression de la bactérie dans l'organisme. Au début, le décompte chronologique est simple à comprendre, car la progression de *Borrelia* est bien connue.

L'érythème migrant

L'érythème migrant, qui correspond à la dissémination de la bactérie dans le tissu cutané, apparaît en général dans les jours qui suivent la piqûre. Il ne peut pas être présent dès le début de la piqûre de tique, car les bactéries ont besoin de se multiplier, or la multiplication de *Borrelia* est assez lente comparée à celle d'autres bactéries. Un délai de 48 heures est le minimum nécessaire pour voir apparaître la rougeur, appelée érythème migrant. Au début, il est logiquement petit, mais son apparition 48 heures au moins après la piqûre de tique est un bon critère diagnostique.

Une fois la bactérie inoculée dans la peau, sa diffusion se fera de façon centrifuge. La durée d'évolution de l'érythème migrant est très variable. Une seule chose est certaine : même en l'absence de traitement, il finira par disparaître. Il peut persister de quelques jours à quelques semaines. Plus il persiste longtemps et plus son diamètre sera important, pouvant atteindre plusieurs dizaines de centimètres.

Les autres symptômes : paralysie faciale, atteintes articulaires…

Les autres symptômes ne surviennent pas systématiquement après l'érythème migrant. Il existe à ce stade des formes de guérison spontanée, sans traitement antibiotique. Quand les manifestations tardives apparaissent, le délai de survenue est plus ou moins variable.

Les neuroborrélioses peuvent survenir assez précocement par rapport à la piqûre de tique. On constate parfois un chevauchement chronologique entre l'érythème migrant et certaines atteintes neurologiques, comme la paralysie faciale. La survenue tardive des manifestations après la piqûre n'est pas la règle. On trouve d'ailleurs une saisonnalité des manifestations neurologiques, comme pour les manifestations primaires, témoignant du délai court, de quelques semaines au maximum, entre l'inoculation et leur apparition[7].

Les signes articulaires apparaissent en général plus tardivement. Dans les situations où le diagnostic est certain, avec mise en évidence de *Borrelia,* et quand le renseignement de la piqûre de tique présumée en cause, ou de l'érythème migrant, est disponible, on constate que les signes articulaires apparaissent au cours des premiers mois après la piqûre. Bien entendu, nous ne disposons pas du renseignement concernant la piqûre dans la majorité des cas : comment être sûr que c'est la piqûre dont on se souvient qui est la cause de la transmission de la bactérie et non pas une piqûre antérieure ou postérieure qui serait passée inaperçue ? De même, nous ne disposons que rarement du renseignement concernant l'érythème migrant, car quand celui-ci est diagnostiqué, il bénéficie en général d'un traitement antibiotique dont l'efficacité est réelle. Il devient par conséquent illusoire de vouloir recréer l'histoire de la maladie de façon individuelle chez chaque individu. Certains patients attribuent leurs symptômes à une piqûre de tique survenue plusieurs années auparavant. Dans ces conditions, il est absolument impossible d'avoir la moindre certitude quant au lien existant entre ces deux événements. Et même quand les patients sont convaincus du lien, on ne peut jamais exclure qu'une piqûre plus récente, qui serait passée inaperçue (cela arrive fréquemment), soit à l'origine de l'inoculation de *Borrelia.*

De nombreuses théories laissent à penser que la bactérie resterait présente dans l'organisme pendant plusieurs années. Ce genre de théories est bien entendu plausible… comme beaucoup d'autres. En médecine cependant, il est dangereux de raisonner par théories plausibles. Il est important de pouvoir étayer les hypothèses sur des éléments de preuve issus soit de l'observation, soit de l'expérimentation. Or, à ce jour, nous manquons d'éléments de preuve. Si l'on se fie à ce qui est reconnu, l'exemple le plus significatif est celui des acrodermatites atrophiantes chroniques (ACA). En effet, il est connu depuis le XIXe siècle qu'en l'absence de traitement ces formes de borréliose peuvent évoluer pendant plusieurs années. Les prélèvements réalisés sur ces ACA démontrent bien la présence de *Borrelia* dans la peau, confirmant ainsi le caractère chronique de l'infection si celle-ci n'est pas traitée[8]. Parallèlement, les manifestations neurologiques, comme les polyneuropathies, accompagnent parfois ces ACA, témoignant là aussi de l'évolution prolongée des atteintes neurologiques. En revanche, il est évident que ces formes d'ACA représentent une petite minorité des cas de formes tardives de borréliose de Lyme.

Cet argument permet d'affirmer que *Borrelia* peut rester plusieurs années dans l'organisme en l'absence de traitement, mais on ne peut pas en déduire que cette présence est la règle. La théorie que des *Borrelia* resteraient « terrées » quelque part dans l'organisme sans s'exprimer pendant de longues années après la piqûre de tique ne repose pas sur des arguments très probants sur les plans scientifique et expérimental.

Faut-il parler de maladie « chronique » ?

Le terme de « chronique » appliqué à une maladie signifie qu'elle dure dans le temps et qu'elle n'a pas tendance à la guérison. Il s'agit de deux notions qui ne vont pas toujours de pair, comme nous allons le voir. L'expression « maladie de Lyme chronique » est souvent proposée pour expliquer des symptômes persistant dans le temps et attribués à une borréliose de Lyme.

L'infection provoquée par *Borrelia* peut s'étaler sur une échelle de temps importante, de plusieurs années en l'absence de traitement adéquat. Une des formes historiques de l'infection porte d'ailleurs ce qualificatif : on parle bien de l'acrodermatite atrophiante chronique, forme cutanée tardive de la maladie. Le terme « chronique » est souvent associé à une notion de gravité puisqu'il renvoie à une absence de guérison, or ces deux éléments ne sont pas obligatoirement associés. Prenons l'exemple de l'hépatite C, infection virale dont la gravité est la conséquence de l'infection chronique du foie. Cette infection virale peut évoluer pendant des années pour aboutir au dysfonctionnement du foie du fait d'une cirrhose. Au moment de la découverte de ce virus, en 1989, nous ne disposions d'aucun traitement actif. On parlait alors d'hépatite C chronique. Des avancées thérapeutiques ont été faites jusqu'à récemment avec la mise au point de traitements assez simples, qui permettent actuellement de guérir de l'infection dans la grande majorité des cas. Faut-il encore parler d'hépatite C chronique alors que cette infection guérit sous l'action des traitements ?

L'enjeu de la dénomination « maladie de Lyme chronique » est de suggérer que l'infection ne guérit pas, or cette notion nous paraît inexacte. Les défenseurs de cette idée s'appuient sur des données issues d'études réalisées chez l'animal (en particulier le singe), qui montrent la persistance de *Borrelia* dans le système nerveux après un traitement antibiotique[9]. Non seulement cette persistance n'est pas systématique chez tous les singes inoculés (ce qui suggère que l'on peut bel et bien guérir de la borréliose), mais en plus l'extrapolation à l'homme reste difficile à établir, car on sait combien le comportement de *Borrelia* est différent d'un hôte à l'autre. Enfin, il n'a pas été établi que la persistance de *Borrelia,* même chez le singe, soit associée à des manifestations cliniques ressemblant à ce que l'être humain perçoit. Nous sommes donc bien loin d'une preuve de chronicité chez l'homme.

Ce terme est devenu avec le temps l'un des symboles de la dangerosité de la maladie. Pour autant, il ne nous paraît pas parfaitement adapté à la situation, car il contribue à entretenir un climat d'incertitude, voire de défiance, par rapport au positionnement de la médecine. C'est pour cela qu'il nous semble plus adapté de qualifier de « tardives » les manifestations articulaires ou neurologiques. C'est moins stigmatisant…

Le diagnostic

Le diagnostic est probablement la problématique la plus difficile à aborder, car les outils dont nous disposons présentent tous des faiblesses qui rendent leur interprétation complexe. Pourtant, le diagnostic est en médecine la pierre angulaire de tout le raisonnement médical, et cela quelle que soit la maladie en cause : le diagnostic permet d'établir une stratégie thérapeutique.

La mise en évidence de *Borrelia*

Un objectif difficile

La borréliose de Lyme étant une maladie infectieuse (ce que personne ne remet en cause), le diagnostic devrait reposer sur la mise en évidence de l'agent infectieux. Si on considère que l'agent causal de la maladie est *Borrelia,* l'idéal serait de mettre en évidence cette bactérie chez les personnes infectées... or plusieurs problèmes rendent les choses bien plus complexes.

- Le premier problème vient du fait que la mise en évidence de la bactérie est très difficile, qu'elle requiert des techniques de culture que seuls quelques laboratoires spécialisés maîtrisent. Le Centre national de référence à Strasbourg fait partie de ces laboratoires.

- Le deuxième problème est que *Borrelia* n'est présente qu'en très faible quantité dans l'organisme et uniquement dans quelques tissus, dont certains sont pratiquement inaccessibles (tissu nerveux, en particulier le cerveau).
- Le troisième problème, enfin, relève de la polémique. Certains pensent que d'autres agents infectieux, tous transmis par les tiques, pourraient être une autre cause de la même maladie. Il s'agit d'une hypothèse de travail, pour laquelle rien, à ce jour, n'a été scientifiquement démontré. Dans le cas où cette hypothèse serait exacte, l'absence de *Borrelia* ne pourrait pas éliminer la maladie de Lyme (qui serait causée par d'autres agents infectieux). De plus, il est actuellement avancé qu'une grande partie de ces agents infectieux sont encore méconnus, ce qui rend parfaitement impossible le diagnostic dit étiologique (qui repose sur la mise en évidence de l'agent causal). Cette logique où l'on privilégie l'hypothèse non fondée par l'observation d'un phénomène à la preuve elle-même est inhabituelle dans la logique scientifique. C'est un raisonnement qui autorise à échafauder toutes sortes d'hypothèses sur les signes qui seraient associés à la maladie de Lyme. Nous sommes plus dans le domaine de la spéculation, qui pourrait se révéler exacte... mais avec une probabilité très basse tant les arguments sont faibles. De façon générale, la médecine s'autorise parfois à élaborer des hypothèses. Elles peuvent faire avancer nos connaissances avant que des preuves irréfutables ne viennent les confirmer. Cependant, de telles hypothèses peuvent être imaginées à l'infini. Dans le domaine de la recherche, le plus difficile n'est pas d'avoir des idées, c'est d'avoir les bonnes idées, celles qui se révéleront exactes.

Contraintes et limites de la recherche clinique

La recherche clinique est une activité très encadrée, en particulier en France, où des textes réglementaires limitent les activités de recherche dans le but de protéger les patients contre des pratiques mal maîtrisées, voire dangereuses. Un nouveau médicament qui n'aurait pas suivi le cheminement réglementaire, avec évaluation de son efficacité et de son innocuité avant utilisation chez l'homme, pourrait se révéler dangereux. Plusieurs affaires très médiatisées ont dévoilé les risques qu'entraîne l'absence de maîtrise en recherche, en particulier pour les nouveaux médicaments. Personne ne souhaite aller à l'encontre de cette réglementation, qui peut toutefois se révéler pesante et qui contribue à limiter les expériences chez l'homme, ou qui en augmente le coût, ou qui en diminue la faisabilité.

De ce fait, il est certaines questions auxquelles nous aurons du mal à trouver une réponse. Par exemple, dans le cadre de la borréliose de Lyme, la question de savoir si la diffusion de *Borrelia* dans l'organisme humain s'accompagne toujours d'un érythème migrant risque de susciter des questions pendant de nombreuses années encore. Deux visions des choses s'opposent : les patients inquiets qui voient un risque de borréliose même en absence d'érythème migrant ; les patients péchant par excès de confiance et qui négligent la recherche d'une rougeur qui devrait les alerter après une exposition aux tiques. Pourtant, la question est importante et pourrait avoir des répercussions fondamentales en termes de prévention sur l'utilisation d'antibiotiques en cas de piqûre de tique : peut-on se permettre d'attendre l'érythème pour traiter ou faut-il au contraire traiter plus systématiquement en cas de simple piqûre de tique ? Les inquiets plaideront pour la première attitude… mais les données dont on dispose ne justifient pas cet empressement.

Pour répondre de façon certaine à cette question, il faudrait envisager une méthodologie qui risquerait de mettre en péril la santé des personnes participant à une telle étude. En effet, pour vérifier l'efficacité d'un antibiotique en prévention de la transmission de *Borrelia,* l'étude idéale serait de faire piquer les patients par une tique contaminée par *Borrelia* et de surveiller l'apparition d'une rougeur pour voir si elle est plus fréquente dans un groupe de patients traités par l'antibiotique testé ou dans un groupe de patients non traités.

Pour que l'expérience puisse être informative, il faudrait bien évidemment laisser le temps à la tique de transmettre correctement la bactérie. Cela reviendrait à provoquer délibérément un risque important de contracter la borréliose de Lyme. Je ne pense pas qu'un comité de protection des personnes accepterait ce risque, qui n'est pas concevable du point de vue de l'éthique.

On pourrait se contenter de faire une étude de terrain où on comparerait l'évolution après piqûre de tique chez deux groupes de patients : les premiers seraient traités par antibiotiques (ce qui paraît concevable sur le plan éthique, car on sait que les traitements antibiotiques ne représentent pas un danger majeur pour les patients) et les deuxièmes ne le seraient pas (ce qui paraît aussi concevable sur le plan éthique dans la mesure où, à ce jour, il n'y a pas d'arguments forts pour proposer un traitement par antibiotique à la suite d'une piqûre de tique). Ce type d'étude a déjà été réalisée, mais expose au risque de ne pas maîtriser correctement les autres facteurs de transmission, comme le temps de contact entre la tique et l'homme ou le fait qu'on ne sache pas si la tique est infestée ou non par *Borrelia* au moment de la piqûre, ce qui est un gros problème quand on sait combien ces facteurs sont fondamentaux dans la transmission. Le risque est alors de ne pas pouvoir conclure de façon certaine et de laisser un doute pour les propositions thérapeutiques concrètes : c'est ce qui s'est passé avec ces études, qui n'ont pas montré de résultats suffisamment significatifs pour qu'il soit systématiquement proposé de prendre des antibiotiques après une piqûre de tique[2].

Comment s'y prendre ?

Si nous revenons au diagnostic de la borréliose de Lyme en considérant que la maladie est due à *Borrelia* (ce qui est la définition même de la maladie de Lyme), le test diagnostique de référence reste la mise en évidence de la bactérie, même si cela n'est que rarement possible en routine.

La mise en évidence nécessite ce qu'on appelle communément une mise en culture. Ce terme est approprié à toutes les infections bactériennes. Par exemple, si quelqu'un souffre d'une infection urinaire, le médecin va prescrire une mise en culture des urines qui devra confirmer le diagnostic. Le principe de cette mise en culture est de proposer des conditions de croissance idéales à la bactérie : éléments nutritifs indispensables, conditions physiques optimales (température de croissance)… Le milieu de culture peut être soit solide (gélose), soit liquide. Le milieu gélosé permet de voir la croissance bactérienne sous la forme de colonies : il s'agit d'une bactérie qui s'est multipliée suffisamment pour donner naissance à des centaines de milliers de bactéries s'agglutinant sur le milieu gélosé, jusqu'à ce qu'elles deviennent visibles à l'œil nu sous la forme d'une colonie. Chaque colonie pourra être comptabilisée, ce qui va permettre une quantification du nombre de bactéries initialement présentes. Dans le milieu liquide, la croissance se constate sous la forme d'un aspect trouble, ce qui ne permet pas le comptage des colonies. Le milieu de prédilection de croissance de *Borrelia* est un milieu liquide. Comme il s'agit d'une bactérie à croissance très lente (il lui faut plusieurs semaines pour devenir « visible »), l'utilisation de cette technique est peu appropriée pour le diagnostic. L'autre problème, c'est que cette bactérie n'est présente que dans certains tissus, à certains moments et en faible quantité. La phase la plus appropriée pour trouver *Borrelia* est la phase primaire, où un prélèvement de peau réalisé au niveau de la rougeur permet dans 50 à 80 % des cas de l'isoler. Dans les autres tissus, les chances de réussir à isoler *Borrelia* sont encore plus faibles : moins de 50 % en cas de tissus synoviaux issus d'articulations inflammatoires ou du liquide de ponction articulaire, et de façon exceptionnelle dans le seul tissu proche du système nerveux qui soit facilement accessible, le liquide cérébro-spinal, prélevé lors d'une ponction lombaire. Dans le sang, le passage de *Borrelia* est fugace et la bactérie est très diluée, ce qui rend sa présence aléatoire, même sur un prélèvement de plusieurs dizaines de millilitres.

Cette technique de culture n'est par conséquent pas adaptée à un diagnostic en routine, car elle risquerait de ne faire qu'une minorité de diagnostics. Si elle est positive, en revanche, le diagnostic est alors confirmé avec certitude.

Pourquoi est-ce important ?

Ce point est très important, car les symptômes tels qu'ils sont décrits dans ce livre et les traitements tels qu'ils sont recommandés par l'ensemble des sociétés savantes d'infectiologie reposent sur les connaissances acquises par l'étude de patients chez qui le diagnostic a reposé sur la mise en évidence de *Borrelia,* c'est-à-dire de patients ayant eu un diagnostic de borréliose de Lyme confirmé de façon certaine.

La polémique qui se greffe sur ces connaissances avérées relève en grande partie de la constatation de signes ou d'éléments thérapeutiques par des patients chez qui le diagnostic n'est pas formellement confirmé. Les arguments issus de constatations chez des patients pour qui le diagnostic est douteux auront moins de poids que les arguments issus de constatations chez des patients pour qui il est certain. Ce fait n'est pas toujours compris par les patients eux-mêmes, qui pensent que cela remet en question le fait qu'ils sont malades. En fait, cela remet en question le diagnostic de borréliose de Lyme, pas leur maladie. Il faut reconnaître que les patients ne sont pas toujours aidés par notre maladresse (celle de la médecine en général) : quand le diagnostic ne nous est pas connu, nous avons bien du mal à proposer la prise en charge thérapeutique basée sur la suppression de l'agent à l'origine de l'infection.

Les autres techniques d'identification de *Borrelia*

Les analyses génomiques

Revenons à la problématique du diagnostic. La culture n'étant pas toujours suffisante pour porter un diagnostic de borréliose de Lyme, il a fallu trouver d'autres moyens de repérer la bactérie.

Depuis une vingtaine d'années, nous disposons de façon assez standardisée d'une technique de mise en évidence du génome bactérien, la PCR, de l'anglais *polymerase chain reaction,* soit réaction d'amplification génique. Elle est considérée comme étant plus sensible que la culture, puisqu'elle est capable de mettre en évidence des traces de bactéries là où la culture a échoué. La PCR a trouvé ses principales indications dans le diagnostic des infections virales, car les virus ne sont pas capables de « pousser » sur des milieux de culture simples. Aujourd'hui, cette technique est devenue irremplaçable pour les infections liées au VIH, à l'hépatite C ou encore aux virus du groupe de l'herpès. Dans le domaine bactérien, la PCR permet aussi d'identifier des bactéries dont la croissance est difficile : les *Chlamydiae* dans les infections sexuellement transmissibles, les mycobactéries au cours de la tuberculose…

La borréliose de Lyme semblait par conséquent être une indication intéressante pour la PCR. Elle a effectivement permis d'améliorer la rentabilité du diagnostic étiologique, en particulier pour les formes cutanées et articulaires. Elle est cependant toujours tributaire d'un prélèvement de tissus de type biopsie ou ponction, c'est-à-dire une technique considérée comme invasive et difficilement acceptée par certains patients. De plus, elle s'est révélée très décevante pour les formes neurologiques, *Borrelia* n'étant probablement pas très présente dans le liquide cérébro-spinal, et très peu utile dans le sang, puisque la bactérie n'y est que de façon fugace.

Les techniques qui ne sont pas utilisables

D'autres techniques de mise en évidence de bactéries existent, mais elles ne sont pas encore aussi développées et standardisées que les deux précédentes, et leurs résultats sont trop sujets à interprétation, ce qui empêche de les utiliser en pratique courante. Plusieurs de ces techniques font l'objet d'études dans la borréliose de Lyme.

Certains laboratoires en dehors de France utilisent des techniques différentes pour mettre en évidence *Borrelia.* L'une d'elles, dont on a beaucoup entendu parler ces dernières années, se base sur la mise en évidence de *Borrelia* sur un frottis sanguin. Cette technique consiste à étaler une goutte de sang sur une lame de verre et à regarder ce « frottis » au microscope. Les spirochètes, comme ceux responsables de la syphilis, peuvent se diagnostiquer de la sorte sur des frottis des sécrétions prélevées sur les ulcérations génitales, où les bactéries agents de la syphilis sont présentes en grand nombre. L'examen d'une lésion de chancre génital révèle ainsi, au microscope à fond noir, des structures bactériennes spiralées capables de se déplacer dans le champ du microscope. Il s'agit d'une technique ancienne et qui a rendu de grands services. Elle présente pourtant plusieurs inconvénients : elle ne détecte une infection que quand les bactéries qui en sont la cause sont présentes en très grande quantité ; elle ne peut pas identifier avec certitude la bactérie (plusieurs types de bactéries peuvent se ressembler au microscope) ; enfin, l'analyse nécessite une étude attentive et prolongée du prélèvement.

La technique du frottis sanguin est surtout utilisée de nos jours pour faire le diagnostic du paludisme. À titre de comparaison, *Plasmodium,* l'agent causal du paludisme, est présent dans 0,1 à 10 % des globules rouges selon les patients. *Borrelia* est quant à elle bien plus rare, puisqu'on considère qu'il faut plusieurs millilitres de sang (soit plusieurs dizaines de millions de globules rouges) pour trouver au moins une bactérie. La technique du frottis sanguin n'est par conséquent pas adaptée au diagnostic de la borréliose, ce qui a été formellement confirmé par une étude[3] parue en 2016. Au cours de cette étude, deux infections ont été étudiées, toutes les deux incriminées dans des symptômes post-piqûre de tique : la borréliose de Lyme et la babésiose, dont le diagnostic classique repose effectivement sur le frottis sanguin. Deux groupes de patients ont été formés : le premier était constitué d'individus chez qui le diagnostic de borréliose ou de babésiose avait été confirmé par d'autres techniques ; le deuxième était constitué de patients donneurs de sang volontaires et qui n'avaient aucun problème de santé. Le test du frottis sanguin s'est révélé positif chez les donneurs de sang dans plus de 50 % des cas, alors qu'il était négatif chez plus de 50 % des patients ayant réellement présenté une borréliose ou une babésiose. Des résultats aussi décevants conduisent à penser que ce test ne doit absolument plus être proposé, car il risque autant de faire des diagnostics erronés chez des patients sains que de rater le bon diagnostic chez les patients infectés ! Il n'a par conséquent aucune valeur, et il nous paraît bien regrettable que beaucoup de médecins aient pu proposer à leurs patients d'effectuer ce test à leurs frais (le fait que la Caisse d'assurance maladie refuse de le rembourser semble logique au vu de ses performances).

On voit malheureusement apparaître beaucoup de tests diagnostiques, non validés, dont les performances réelles sont aléatoires et qui profitent avant tout à ceux qui les commercialisent. Là encore, les véritables victimes sont les patients qui se font abuser par des personnes peu scrupuleuses, lesquelles profitent de la polémique pour faire des promesses peu réalistes à des patients fragilisés et parfois prêts à tout pour s'en sortir.

Il fallait trouver d'autres moyens pour faire le diagnostic de la borréliose de Lyme. À défaut de pouvoir mettre en évidence la bactérie, il est une technique assez ancienne et utilisée dans beaucoup d'autres infections : la sérologie.

La sérologie

Le principe de la sérologie

La sérologie permet de mettre en évidence, non pas les bactéries, mais les anticorps. Ces derniers sont produits par les lymphocytes, globules essentiels du système immunitaire dont le rôle est de nous défendre contre les attaques venant de l'extérieur. La bactérie est tout d'abord identifiée comme étant un élément étranger à notre organisme, ce qui aura pour conséquence une réaction en chaîne du système immunitaire : la production d'anticorps par les lymphocytes B en est l'un des éléments clés. Ces anticorps vont participer, comme d'autres éléments du système immunitaire, à l'effort de destruction de la bactérie. Le résultat n'est pas toujours garanti… Pour la borréliose de Lyme, par exemple, on sait que la réaction est parfois suffisante pour permettre à l'organisme de se débarrasser tout seul (sans traitement supplémentaire) des *Borrelia*. Dans d'autres cas, c'est la bactérie qui parvient à prendre le dessus en échappant au système immunitaire, qui ne réagit plus à la présence de cet agent étranger et qui va le laisser survivre sans autres conséquences dans l'immédiat. Parfois encore, il se met en place un équilibre entre un agent infectieux donné et le système immunitaire, aucun des deux partis n'étant définitivement vainqueur.

Ces anticorps produits par le système immunitaire sont plus ou moins spécifiques d'un agent infectieux donné : les immunoglobulines (molécule correspondant aux anticorps) possèdent des sites capables de reconnaître un type précis et unique d'agent infectieux. Cette propriété est utilisée pour le diagnostic. En effet, la présence d'anticorps spécifiques d'un agent infectieux constitue la trace du passage de cet agent dans un organisme donné. Ces anticorps peuvent cependant persister pendant de nombreuses années grâce à la présence de « cellules mémoires ». La présence d'anticorps dans un organisme ne permet donc en aucun cas de confirmer la présence de l'agent infectieux. Il s'agit simplement d'une trace (ou cicatrice) d'une infection, sans qu'on puisse en conclure si l'infection est toujours évolutive ou non. Des cohortes de patients ayant une sérologie positive ont été suivies pendant plusieurs années en Suisse sans qu'aucun symptôme n'apparaisse, témoignant bien de la guérison de ces patients malgré leur sérologie positive[1].

Ce principe est vrai quelles que soient les sérologies. En revanche, pour les infections dont on ne peut pas guérir, comme l'infection liée au VIH, la sérologie positive est synonyme de l'existence d'une infection active, car l'organisme humain n'est pas capable de s'en débarrasser tout seul. Pour d'autres infections, comme l'hépatite B, on est capable de déterminer la présence d'anticorps qui sont le témoin d'une guérison, comme les anticorps HBs, alors que d'autres sont présents aussi bien en cas d'infection évolutive qu'en cas de guérison (anticorps HBc). Pour la borréliose de Lyme, la présence des anticorps témoigne seulement d'un contact préalable avec *Borrelia,* sans que l'on puisse préjuger de la date exacte de ce contact. Ces anticorps vont persister pendant plusieurs années parfois, même après un traitement actif suivi d'une guérison… Ce point explique pourquoi la sérologie seule n'a pas pour vocation d'établir le diagnostic de borréliose de Lyme. Elle permet cependant de savoir si une personne a été au contact ou non de *Borrelia.*

On utilise d'ailleurs cette propriété pour estimer indirectement la fréquence d'une maladie en testant une population entière. Pour la borréliose de Lyme, la séroprévalence (c'est-à-dire le pourcentage de personnes ayant une sérologie positive à un temps donné) peut être très élevée, allant jusqu'à plus de 10 % dans certaines régions. Cela ne signifie en aucun cas que 10 % de la population souffre de borréliose de Lyme, mais que 10 % des individus de cette population ont rencontré cette bactérie un jour ou l'autre au cours de leur vie, sans forcément développer la maladie, et ce bien souvent grâce à leur système immunitaire.

Sur le plan individuel, la sérologie de façon générale est un outil indirect de diagnostic puisqu'elle ne détecte pas l'agent infectieux, uniquement les anticorps. C'est principalement en cela qu'elle est un outil utile mais insuffisant pour établir le diagnostic de borréliose. Mais ce problème est commun à toutes les sérologies : pour beaucoup des maladies infectieuses pour lesquelles on est en mesure de détecter l'agent infectieux lui-même, cette technique a été abandonnée. Le problème de la borréliose de Lyme, c'est que la bactérie ne peut que très difficilement être mise en évidence. C'est pour cette raison que la sérologie reste utilisée en dépit de ses inconvénients, mais elle doit faire l'objet d'une interprétation basée sur l'ensemble des informations médicales que collecte le médecin.

L'interprétation de la sérologie

Délais d'apparition des anticorps

En pratique, le délai d'apparition des anticorps est un point important à comprendre pour pouvoir interpréter la sérologie. En effet, la réaction immunitaire qui aboutit à la fabrication des anticorps nécessite la mise en place d'une réaction immunitaire dite « spécifique », qui nécessite de plusieurs jours à plusieurs semaines pour être efficace.

Pour la borréliose, elle est particulièrement longue à se mettre en place. C'est la raison pour laquelle la sérologie n'a que très peu d'intérêt au cours des phases précoces de la maladie, tant que les anticorps n'ont pas encore eu le temps d'être produits. Il est donc parfaitement consensuel d'affirmer que cette sérologie n'a pas d'indication dans les érythèmes migrants. C'est sur cet argument qu'il est affirmé, par toutes les instances scientifiques, que la sérologie peut réellement être négative au cours de la borréliose de Lyme, car les anticorps ne sont pas présents de façon précoce dans le sang des patients. En d'autres termes, il est important de comprendre que la négativité de la sérologie au cours de la borréliose de Lyme est directement en rapport avec le fait que les anticorps n'apparaissent pas au début de l'infection (mais il s'agit avant tout d'une question de temps), que ces anticorps sont bien présents au cours de formes tardives et qu'ils deviennent un élément important et actuellement incontournable du diagnostic.

La valeur diagnostique des anticorps

L'autre inconvénient de la sérologie est le risque de réactions faussement positives. Les anticorps dans notre organisme sont très nombreux. Chaque agent infectieux rencontré suscite la production d'anticorps spécifiques. Nous vivons par conséquent avec une multitude d'anticorps différents dans notre sérum. Dans cette « soupe » d'anticorps, il peut être difficile de reconnaître ceux qui sont réellement dirigés contre *Borrelia* de ceux qui sont dirigés contre d'autres agents infectieux. C'est ce qu'on appelle le manque de spécificité. En pratique, certaines infections qui provoquent la production d'anticorps vont produire des immunoglobulines proches de celles dirigées contre *Borrelia.* Dans ces situations, la sérologie réalisée chez ces patients risque d'être faussement positive, car elle reconnaît à tort des anticorps dirigés contre *Borrelia,* les confondant du fait de leur proximité avec d'autres anticorps dirigés contre d'autres micro-organismes. Ce point a été corroboré par différentes études, qui montrent que des infections comme la syphilis (très proche de la maladie de Lyme) ou le cytomégalovirus (dû à un agent très différent de *Borrelia*) peuvent induire des résultats faussement positifs pour la borréliose de Lyme. Cela signifie qu'une sérologie positive n'est pas forcément le témoin d'une vraie borréliose de Lyme, même en présence de certains signes cliniques pouvant ressembler à une borréliose de Lyme.

L'une des craintes dont on entend souvent parler est le fait que la sérologie pourrait être négative alors qu'il existe une vraie borréliose de Lyme. En dehors des formes précoces de la maladie, pour lesquelles les anticorps n'ont pas encore eu le temps d'apparaître dans le sérum, cette problématique reste exceptionnelle, bien plus que ce que la polémique voudrait nous faire croire.

Pour tester la sensibilité de la sérologie, c'est-à-dire sa capacité à détecter des anticorps quand ceux-ci sont réellement présents, on étudie les patients chez qui le diagnostic est validé. On prend donc en considération les patients chez qui *Borrelia* a pu être mise en évidence par d'autres techniques, en particulier la culture ou la PCR, et on regarde au sein de cette population les personnes chez qui on détecte des anticorps. Ces études permettent de montrer que, pour les meilleurs tests, qui sont à ce jour les plus utilisés en France, le taux de sérologies positives chez les patients présentant une réelle borréliose de Lyme est supérieur à 95 %. C'est évidemment perfectible, mais cela donne déjà une idée très précise des renseignements que l'on peut tirer quand la sérologie est positive. Cela signifie aussi que seule une très faible proportion de patients ayant une borréliose de Lyme confirmée par la présence de *Borrelia* a une sérologie négative (moins de 5 %). Par conséquent, face à une sérologie négative, le risque d'avoir une borréliose est très faible (à condition, encore une fois, de ne pas être dans une phase précoce de la maladie). Pour évoquer la capacité d'une sérologie négative à éliminer l'infection, on parle de « pouvoir prédictif négatif ». Ce dernier est excellent dans les formes tardives, ce qui permet d'éliminer la maladie si la sérologie est négative[4, 5, 6].

Les différents types d'anticorps dosés

Nous avons vu le principe général de la sérologie. Si on regarde plus en détail, il existe un élément supplémentaire dont il faut tenir compte pour interpréter cette sérologie.

Il existe plusieurs types d'anticorps pour un agent infectieux donné. Les deux types les plus connus pour le diagnostic sont les immunoglobulines de type G (IgG) et celles de type M (IgM). La différence entre ces deux types d'immunoglobulines est la rapidité de production, les IgM apparaissant avant les IgG. Ce point est valable pour toutes les sérologies et pour toutes les infections. Il permet, pour la plupart des infections virales, comme la rougeole, la varicelle ou la rubéole, de faire la différence entre une infection récente et une infection ancienne (et guérie). On peut donc distinguer une infection récente et active, qui se caractérise par la présence d'IgM, d'une infection plus ancienne, qui elle se caractérise par la présence d'IgG. Les IgM sont donc souvent utilisées pour identifier la phase précoce d'une maladie : quand il s'agit d'une infection aiguë, elles témoignent de la phase active de celle-ci. Pour les infections tardives, ce sont plutôt les IgG qui sont utilisées.

Pour la borréliose de Lyme, pour laquelle il existe à la fois des formes aiguës précoces et des formes plus tardives, il pourrait en théorie être intéressant d'utiliser ces propriétés. Le problème est lié à la lenteur de production des anticorps. Les IgM n'apparaissent que peu de temps avant les IgG, ce qui rend leur utilité très relative. Par ailleurs, ces IgM peuvent persister assez longtemps, plusieurs mois, donc sur une phase assez tardive de la maladie, ce qui rend leur interprétation complexe. Enfin, un dernier problème concerne ces IgM, une difficulté d'ordre technique. En pratique, le fait de détecter des IgM est fortement soumis au risque de réactions faussement positives en raison de réactions croisées avec des anticorps produits en réponse à une infection due à d'autres agents infectieux. Ce fait est bien connu pour la plupart des infections détectées par la présence d'IgM. Pour la borréliose, ce problème est fréquemment trouvé avec de nombreux tests faussement positifs, ce qui rend l'interprétation complexe. On dit que leur pouvoir prédictif positif est faible. En d'autres termes, pour les patients ayant des IgM isolées, surtout si les manifestations sont anciennes (on s'attendrait donc logiquement à trouver des IgG), alors le diagnostic est la plupart du temps différent d'une borréliose de Lyme[7].

Détecter les anticorps

De nombreuses techniques différentes existent pour révéler la présence des anticorps, mais on en utilise deux principales en pratique : le test ELISA et le test western blot, ou immunoblot. Ces deux tests détectent la même chose : des anticorps. Ce qui change, c'est leur mode de détection.

La technique ELISA met en évidence les interactions entre différents anticorps, qui sont révélées par un signal colorimétrique mesurable par un lecteur optique. L'avantage de cette technique est sa possible standardisation et son automatisation : les résultats seront facilement reproductibles d'un laboratoire à l'autre, sans grande différence, et les tests pourront être effectués en grand nombre. Il s'agit d'une technique globale, qui analyse la présence ou non d'anticorps, sans distinction entre les différents types d'anticorps présents. Or, une bactérie est un micro-organisme qui présente une certaine complexité. La plupart des bactéries ont à leur surface plusieurs types d'antigènes qui vont déterminer chacun la production d'un type spécifique d'anticorps. La technique western blot permet d'analyser la présence de ces différents types d'anticorps. On obtient alors des résultats montrant la présence ou non de plusieurs anticorps. Chaque anticorps ne pourra pas être quantifié : on saura simplement s'il est présent ou non. La séparation des antigènes est réalisée sur un gel d'électrophorèse soumis à un champ électrique, qui permet une migration des antigènes dépendant de leur poids moléculaire. Après la séparation, on utilise une technique de révélation qui rend visibles les antigènes en les faisant interagir avec les anticorps présents dans le sérum des patients. Cette technique de révélation fait apparaître des traces, chacune d'elles correspondant à une réaction antigène/anticorps. Chaque anticorps correspond donc à une trace, ou «bande», située à une distance précise de son point de départ, car la migration dépend de son poids moléculaire. On obtient alors des « bandes » présentes sur le trajet de migration. Cette technique permet de distinguer différents types d'anticorps dirigés contre *Borrelia,* une propriété qui semble intéressante pour affiner le diagnostic sérologique.

En théorie, le western blot a donc plus de chances d'identifier des anticorps… mais il présente aussi plus de risques de se tromper ! Il a donc fallu définir des critères permettant, sans risque d'erreur, de déterminer quels étaient les anticorps nécessaires pour affirmer la positivité de la sérologie. Cet avantage apparaît comme un degré important de complexification rendant son interprétation plus délicate. De plus, les différents kits de western blot existant sur le marché sont assez différents, ne détectant pas toujours les mêmes types d'anticorps avec des moyens de détection variables ! L'expérience a rapidement montré qu'à force de vouloir identifier des anticorps on en trouve facilement, mais ils ne sont pas spécifiques de *Borrelia,* et le risque d'erreurs diagnostiques par excès est important. On essaie bien de trouver ce qui pourrait être considéré comme une signature fiable de la bactérie, mais cette signature n'est pas facile à déterminer car les *Borrelia* sont légèrement différentes les unes des autres... et la réaction immunitaire (qui reste à l'origine des anticorps détectés) est elle aussi différente d'une personne à l'autre.

Au total, cela fait beaucoup de paramètres qui ne sont pas tous maîtrisés, d'où les difficultés d'interprétation. Il apparaît finalement un consensus qui permet d'affirmer la présence d'anticorps spécifiques de *Borrelia* et qui dépend du nombre et du type d'anticorps détectés, mais il existe aussi beaucoup de situations où les résultats sont douteux, avec la présence de certains anticorps mais en faible quantité, ce qui ne permet pas d'avoir de certitude diagnostique. Par exemple, il existe un anticorps produit par la flagelline, un antigène qui correspond à une protéine présente sur les flagelles des bactéries*. Ces flagelles étant assez fréquents dans

* Les flagelles sont les structures qui permettent aux bactéries de se déplacer.

le monde bactérien, la présence d'anticorps anti-flagelline de façon isolée ne permet en aucun cas de confirmer la présence d'anticorps anti-*Borrelia*... Pourtant, ils peuvent figurer en bonne place sur le résultat des sérologies *Borrelia,* mais sans que cela signifie qu'il s'agit bien des anticorps dirigés spécifiquement contre la flagelline de *Borrelia.*

En pratique, il faut pour pouvoir parler de sérologie positive atteindre un certain nombre de critères qui sont variables selon les kits commerciaux utilisés pour faire ce western blot : pas simple ! C'est cette variabilité qui confère aux résultats une apparence différente selon les laboratoires. Il existe une certaine liberté dans l'analyse des différents western blot, ce qui laisse la place à des interprétations parfois très personnelles (et erronées) de certains laboratoires autoproclamés experts en la matière !

Plusieurs instances officielles se sont positionnées pour proposer une stratégie diagnostique. Aux États-Unis, les CDC[8], qui constituent l'agence gouvernementale qui s'occupe de la surveillance des maladies, proposent une conduite à tenir basée sur le diagnostic par la réalisation d'une sérologie en deux étapes, associant le test ELISA dans un premier temps et le western blot ensuite, pour une confirmation. La Société allemande de microbiologie reprend ce protocole avec détails et argumentaire à l'appui, protocole qui est aussi utilisé en France. Les recommandations anglaises concordent également avec ce principe[9, 10]. Cette proposition d'analyse en deux temps est donc assez largement utilisée dans de nombreux pays, y compris en Allemagne et aux États-Unis, contrairement à ce que l'on peut lire sur des sites français mal renseignés.

Pourtant, cette stratégie fait débat. Beaucoup souhaitent voir proposer le western blot en première intention sous prétexte que cette technique serait plus souvent à même d'identifier la présence d'anticorps, mais ils ne tiennent pas compte d'un point fondamental : le seuil de positivité du western blot. En effet, si l'on se contente d'un seuil de détection très bas, on va identifier des anticorps faiblement présents. Certains laboratoires ont déjà utilisé ce stratagème par le passé pour conclure à des résultats positifs. Or, le taux de personnes présentant des traces d'anticorps est extrêmement élevé dans la population générale. Ce phénomène, qu'on appelle un bruit de fond, est bien connu dans d'autres domaines du diagnostic microbiologique. De nombreux western blot détectent ces bruits de fond pour le diagnostic d'autres infections, et le principe général est de ne pas en tenir compte, que ce soit pour la borréliose ou pour les autres sérologies. En conclusion, le fait d'abaisser le seuil de détection des tests western blot risque avant tout de mener à l'identification d'anticorps qui n'ont rien à voir avec la borréliose. En revanche, si on garde un seuil plus élevé, déterminé à partir de patients ayant réellement une borréliose de Lyme (ce seuil n'a donc rien d'aléatoire !), alors le test western blot est bien plus spécifique et permet de confirmer les résultats des tests ELISA, qui eux sont très sensibles, c'est-à-dire capables de détecter les anticorps dans un nombre maximal de situations, au risque d'en détecter de façon excessive.

Que retenir de toutes ces constatations ?

Le diagnostic au stade primaire est fait sur les signes cliniques. Aucun test n'est recommandé, sauf en cas de doute diagnostique. Il faut cependant savoir qu'à ce stade la sérologie est négative dans environ 50 % des cas. En d'autres termes, un résultat négatif n'élimine pas le diagnostic à ce stade.

Pour les autres stades de la maladie, le point de départ de la réflexion doit également se fonder sur les signes cliniques, mais tous ceux qui sont décrits au cours de la borréliose n'ont pas la même valeur diagnostique, certains d'entre eux étant trop peu spécifiques (ils se rencontrent dans de nombreuses autres maladies) et ne devant pas susciter la réalisation de la sérologie. Pour bien comprendre cette attitude, prenons l'exemple très banal de la fatigue. Ce symptôme qu'est la fatigue se rencontre au cours de nombreuses maladies, voire en dehors d'une maladie pour des raisons passagères. Tout le monde a déjà ressenti ce symptôme. On comprend par conséquent que, dans une région où 10 % de la population présente une sérologie positive, comme certains endroits ruraux en France, il y aura aussi 10 % de risque d'avoir une sérologie positive chez quelqu'un qui présente une fatigue. C'est arithmétique. Ce symptôme, si fréquent, ne doit donc pas être considéré comme suffisamment spécifique de la borréliose de Lyme. Il s'agit d'un symptôme qui accompagne d'autres symptômes plus spécifiques de la borréliose de Lyme, mais qui, pris isolément, n'est jamais révélateur à lui seul d'une borréliose de Lyme. On va plutôt rechercher une association de symptômes évocateurs de la maladie, parmi lesquels on va mettre en avant les symptômes les plus caractéristiques de l'infection. Dans ce concept, les symptômes peu spécifiques, comme les troubles de la concentration, les troubles de la mémoire ou les douleurs multiples, sont difficiles à prendre en considération. Mieux vaut s'en tenir, là encore, aux symptômes qui sont décrits chez les patients ayant un diagnostic reposant sur la mise en évidence de la bactérie. Chez ces patients, on retient que les symptômes présents sont ceux qui sont utilisés lors des critères internationaux promus par les sociétés savantes d'infectiologie.

La stratégie est donc la suivante : si les symptômes sont, dans leur ensemble, évocateurs de borréliose, alors la sérologie est indiquée. Dans le cas contraire, la sérologie n'est pas utile, tout simplement car, en cas de positivité, elle ne pourra pas confirmer le diagnostic de borréliose de Lyme.

Valeur diagnostique des tests spécificité/sensibilité, valeur prédictive négative/ valeur prédictive positive

Le diagnostic est l'un des points clés en médecine. Pour faire un bon diagnostic, il faut avoir à disposition de bons outils. Ces outils sont très variables : il peut s'agir d'un signe clinique (la constatation d'une rougeur et d'une augmentation de volume des amygdales est suffisante pour définir une angine), d'un résultat d'imagerie (radiographie, scanner, échographie, IRM…), d'un test biologique…

Pour évaluer la qualité de cet outil, nous utilisons différents termes, qui ont chacun une signification bien précise, issue d'une formule mathématique exprimée sous forme de rapport.

La **sensibilité** est la capacité d'un examen à déceler une maladie. On dit qu'un test est sensible s'il détecte la maladie dans la majorité des cas. Une radiographie des poumons sera moins sensible qu'un scanner pour détecter une tumeur pulmonaire. Sa formule de calcul est le nombre de patients ayant le test positif rapporté au nombre de patients présentant réellement la maladie. Dans l'idéal, tous les patients ayant la maladie ont un test positif ; on parle alors d'une sensibilité de 100 %. En médecine, il est difficile d'établir un seuil admissible en matière de sensibilité, mais on cherchera au maximum à dépasser le seuil de 90 % (les tests ayant une sensibilité de 100 % sont rares en médecine).

La **spécificité** est la capacité d'un examen à être négatif chez des patients ne présentant pas la maladie. On dit qu'un test est spécifique s'il est négatif chez les patients n'ayant pas la maladie. La radiographie des poumons est moins spécifique que le scanner pour détecter une tumeur pulmonaire, car une image que l'on pourrait prendre pour une tumeur sur la radiographie est facilement susceptible d'être autre chose qu'une tumeur. Sa formule de calcul est le nombre de patients ayant le test négatif rapporté au nombre de patients ne présentant pas la maladie. Cette valeur est aussi importante que la sensibilité. En effet, un test peu spécifique serait positif chez des patients non atteints de la maladie et risquerait de conduire à des diagnostics erronés. Comme pour la sensibilité, on essaiera de s'approcher d'une spécificité de 100 %.

Ces deux valeurs sont reliées entre elles. Plus la sensibilité est bonne, plus la spécificité risque d'être mauvaise. Il s'agit par conséquent de trouver un bon équilibre entre ces deux paramètres. Les tests qui ont une sensibilité et une spécificité proches de 100 % sont des tests référence, appelés « gold standard ». Tout nouveau test devra leur être comparé pour établir sa valeur. Deux autres paramètres sont parfois utilisés : la valeur prédictive positive et la valeur prédictive négative. La première est la probabilité pour qu'un test positif révèle réellement la maladie. La seconde est la probabilité pour qu'un test négatif élimine réellement la maladie. Ces valeurs sont proches de la spécificité et de la sensibilité, mais leur expression s'appuie sur un rapport différent et elles sont rapportées à la fréquence de la maladie : plus celle-ci est rare et plus il sera difficile d'obtenir de bonnes valeurs prédictives.

Une fois les symptômes évocateurs d'une phase disséminée de borréliose identifiés par le médecin, celui-ci devra confirmer cette hypothèse diagnostique par la réalisation de la sérologie. Le principe de base est de confirmer l'hypothèse diagnostique basée sur la clinique par la présence des anticorps spécifiques. À ce stade, il faut considérer le type de symptômes. S'il s'agit de douleurs articulaires de type inflammatoires (qui s'opposent aux douleurs de type mécanique), la sérologie positive suffira pour confirmer définitivement le diagnostic. Pour les formes neurologiques en revanche, il faut considérer plusieurs situations.

Dans certains cas, les signes neurologiques peuvent survenir de façon précoce, c'est-à-dire avant l'apparition des anticorps. C'est ce qui se passe régulièrement pour les paralysies faciales. Il faudra alors confirmer le diagnostic par la réalisation d'une ponction lombaire, dans laquelle on pourra détecter plus précocement les signes inflammatoires. C'est ainsi que, pour les formes neurologiques de borréliose, on préfère en général confirmer le diagnostic, non seulement par la sérologie, mais aussi par la ponction lombaire, et ce d'autant que les signes cliniques peuvent être extrêmement variés et parfois difficiles à identifier. La ponction lombaire permet de détecter des anticorps dans le liquide cérébro-spinal. Le fait de trouver des anticorps à cet endroit peut correspondre à une diffusion passive à partir du sang des patients, ou au contraire à une production d'anticorps au sein même du système nerveux. On parle alors de synthèse intrathécale. La présence d'une synthèse intrathécale d'anticorps spécifiquement dirigés contre *Borrelia* est un argument fort pour témoigner de la présence de la bactérie dans le système nerveux ; elle est considérée comme un signe fort de dissémination, et donc d'activité de l'infection. Il s'agit du critère diagnostique le plus souvent utilisé au cours des neuroborrélioses[11].

Comme nous venons de le voir, la confirmation du diagnostic est parfois difficile. Il paraît important de préciser que le plus important, en médecine, c'est de faire le juste diagnostic. Faire un diagnostic à tout prix augmente le risque d'erreur, et par conséquent le risque de donner au patient un traitement inadéquat. Il me paraît parfois préférable, en tant que médecin, d'accepter de ne pas avoir de diagnostic de certitude plutôt que d'en proposer un sur des critères mal établis. Les erreurs de diagnostic sont aussi dangereuses quand elles sont faites par excès que par défaut.

La borréliose de Lyme et la recherche dans le monde et en France

Contrairement à ce que l'on peut lire, il existe plusieurs équipes de recherche à travers le monde, et plus particulièrement en France, qui œuvrent à l'avancée de nos connaissances sur cette infection. On aimerait bien sûr que les efforts soient plus conséquents pour faire avancer plus vite nos connaissances, mais il faut se rendre compte que la recherche nécessite des moyens souvent importants, tant sur le plan humain que sur le plan financier. Des choix doivent donc être faits. Les axes de recherche actuels sont multiples : connaissance et évolution des populations de tiques, recherche de nouveaux micro-organismes pouvant être transmis par les tiques, mécanisme d'agression de la bactérie et réponse des hôtes pour se défendre contre elle, avec pour objectif l'élaboration de cibles pour un vaccin, recherche sur de nouveaux procédés diagnostiques, si importants dans la démarche médicale. Plusieurs équipes françaises contribuent depuis des années à faire progresser toutes ces connaissances. Leurs résultats sont régulièrement publiés dans les meilleures revues internationales et présentés lors des congrès. Les chercheurs sont actifs, mais ne font aucune concession aux interprétations parfois fantaisistes sur des mécanismes présumés pouvant expliquer des phénomènes mal compris chez nos patients. On ressent aussi une certaine incompréhension entre le grand public et les chercheurs, car le fruit de leurs découvertes n'a pas toujours des conséquences pratiques immédiates pour les patients. Il faut avouer que la borréliose de Lyme a bien du mal à révéler tous ses secrets !

Le traitement

On me pose souvent la question : peut-on guérir de la maladie de Lyme ? Pour répondre à cette interrogation, il faut pouvoir définir ce qu'est la guérison. Si on considère que c'est la disparition de la bactérie, il faut bien reconnaître que nous ne sommes jamais en mesure d'affirmer la guérison. En effet, la bactérie étant trop difficile à mettre en évidence, il est évident que l'on ne pourra jamais être sûr de sa disparition. Les « détracteurs de la guérison » partent de l'hypothèse que l'on ne peut pas affirmer la disparition de quelque chose qui n'est pas visible. Il faut reconnaître que c'est une bien curieuse façon d'envisager les choses ! À ce titre, on ne pourrait jamais être sûr de n'avoir aucune maladie !

Nous préférons garder comme critère de guérison la disparition des symptômes cliniques. Au final, c'est bien l'objectif que se fixent les patients : la question n'est pas de savoir si la bactérie est présente ou non, mais bien de ne plus ressentir de souffrance. Il existe nombre d'autres micro-organismes capables de survivre sans provoquer de souffrance chez leur hôte. Il ne viendrait à l'idée de personne d'affirmer que la varicelle ne guérit pas sous prétexte que le virus qui la provoque persiste tout au long de la vie dans les ganglions nerveux. Et cela ne gêne personne…

sauf quand, des décennies plus tard, le virus s'exprime à nouveau sous la forme d'un zona à l'occasion d'une baisse de l'immunité.

Comment se définit l'efficacité d'un traitement

Revenons au critère de guérison en considérant que l'objectif principal est de faire disparaître les symptômes. En tenant compte de cet objectif, on peut définir les médicaments efficaces à travers les études thérapeutiques. Prouver l'efficacité d'un traitement en utilisant une méthodologie très précise et bien définie à l'avance est un principe de base en médecine. Le principe global de ces études thérapeutiques est de comparer différents médicaments. En général, on choisit des individus ayant une maladie bien définie, on les sépare en deux groupes et on administre aux patients de chaque groupe l'un des deux médicaments testés. On définit ensuite le critère qui va être utilisé pour évaluer le succès de chacun des deux traitements. Reste à calculer le nombre de patients ayant eu une réponse satisfaisante dans chacun des groupes, ce qui permettra de comparer l'efficacité des traitements. En d'autres termes, on va conclure à une supériorité d'efficacité dans le groupe où le pourcentage de patients « améliorés » suite au traitement est le plus grand.

Au premier abord, cela paraît assez simple de savoir quels sont les traitements qui sont efficaces, alors pourquoi toutes les interrogations ne sont-elles pas réglées de cette façon ? En fait, la mise en place d'une étude de ce type*

* Voir « Comment faire des études cliniques », page 226.

nécessite beaucoup de temps, un investissement humain et financier lourd, dans un contexte de réglementation très contraignante pour éviter des dérives. Et c'est sans compter les risques de mal interpréter les résultats. Il faut donc être très rigoureux dans la démarche méthodologique.

Les études dont on dispose pour la borréliose de Lyme ne sont pas toutes très rigoureuses. Cela ne signifie pas qu'elles sont inutilisables, mais il faut savoir interpréter correctement les conclusions, et ne pas extrapoler les résultats à des situations qui ne sont pas abordées. Par exemple, si les critères de diagnostic ne sont pas bien définis, on risque de faire des erreurs pour les inclusions en évaluant des patients n'ayant pas tous la maladie. Les risques d'erreur sont les suivants...

- Si j'inclus les patients ayant tout ou partie des signes très divers qui sont décrits dans la borréliose de Lyme, je m'expose au risque d'intégrer des individus ayant des maladies bien différentes, sur lesquelles le traitement testé n'aura aucune raison d'être efficace.
- Si j'inclus les patients sur le seul critère de la sérologie positive, certains auront une vraie borréliose de Lyme, mais d'autres, pour qui la sérologie positive est due à un antécédent de borréliose de Lyme, n'auront plus aucun besoin de traitement.
- Si j'inclus les patients avec une sérologie positive et tout ou partie des signes décrits dans la borréliose, je m'expose encore au risque d'intégrer des individus ayant un antécédent de borréliose de Lyme mais souffrant en fait d'une autre maladie expliquant les symptômes non spécifiques, maladie sur laquelle le traitement testé risque de n'avoir aucune efficacité.
- Si je souhaite éviter d'administrer un médicament à des

patients qui n'auraient aucune raison d'en tirer bénéfice car leur maladie est différente d'une borréliose de Lyme, je choisis des critères stricts d'inclusion. Je vais donc ne retenir que les patients dont le diagnostic est certain, avec l'inconvénient de ne sélectionner que ceux ayant une certaine forme de borréliose.

Si on souhaite réellement évaluer un traitement dans une maladie donnée, il est important de passer par cette première étape d'analyse. En négligeant cette étape, on risque de ne jamais parvenir à mettre en évidence l'efficacité du traitement testé. En effet, si sur 100 patients 50 n'ont pas la « bonne maladie », celle que l'on souhaite traiter, ces 50 personnes n'auront aucun bénéfice attendu d'un éventuel traitement, et l'analyse de leur cas ne présentera aucun intérêt.

Les critères d'exclusion sont tout aussi importants à définir pour une raison analogue : ne pas se « tromper » de patients. Imaginons par exemple un patient qui aurait à la fois une sérologie de borréliose de Lyme positive et des signes d'arthrite du genou, donc des critères de définition considérés comme suffisamment stricts. Imaginons maintenant que ce patient présente en plus une polyarthrite rhumatoïde, une maladie rhumatismale dont les symptômes se rapprochent de ceux de la borréliose, mais dont les mécanismes sont différents puisqu'ils ne sont pas liés à la présence d'une bactérie. La polyarthrite ne répondant pas au même type de traitement que la borréliose, ce patient doit logiquement être exclu du traitement, car il est impossible de savoir à laquelle de ses deux maladies sont dus les symptômes. On ne saura donc jamais comment interpréter les données des critères d'évaluation : si le patient ne s'améliore pas, est-ce que ce sera à cause de l'absence d'efficacité du traitement testé ou simplement au fait que ce sont des manifestations d'une autre maladie que celle qui fait l'objet de l'évaluation ?

Les antibiotiques : un traitement efficace

En respectant une méthodologie satisfaisante, les seuls traitements ayant montré une efficacité au cours de la borréliose sont les antibiotiques. Initialement, ils ont tout d'abord prouvé leur supériorité par rapport au placebo. La pénicilline s'est d'emblée positionnée comme l'antibiotique de base quel que soit le stade de la maladie, mais il est apparu que, si la réponse à la pénicilline était très satisfaisante lors des phases primaires, elle l'était moins lors des phases plus tardives de la maladie. Ce sont les céphalosporines, des dérivés de la pénicilline, qui apparaissent comme ayant la meilleure efficacité lors des neuroborrélioses. Un autre antibiotique, la doxycycline, a montré une efficacité équivalente, tout particulièrement pour la borréliose articulaire.

Si nous revenons aux possibilités de traitement de la borréliose de Lyme dans les conditions définies par les considérations ci-dessus, nous pouvons affirmer un certain nombre de points.

- Les traitements antibiotiques permettent d'améliorer les symptômes des patients atteints de borréliose.
- Les traitements antibiotiques permettent d'éviter la survenue de manifestations tardives de la borréliose de Lyme.
- L'efficacité des traitements antibiotiques est globalement

corrélée à la précocité de la prescription. Par précocité, on n'entend pas qu'il s'agit d'une urgence thérapeutique comme pourrait l'être la prise en charge d'un infarctus du myocarde ou d'un accident vasculaire cérébral. On peut tout à fait se laisser quelques jours avant de lancer un traitement. Ce délai est d'ailleurs nécessaire parfois pour confirmer le diagnostic, étant donné que l'évolution de l'érythème est un élément important du diagnostic. Les études cliniques menées avec une surveillance à long terme, au-delà d'une année, montrent que la guérison est obtenue dans la très grande majorité des cas après le traitement d'un érythème migrant[1]. Pour les formes plus tardives, neuroborrélioses ou formes articulaires ou cardiaques évoluant depuis moins d'un an (ce délai est proposé de façon assez arbitraire), la réponse au traitement est à la fois plus longue à obtenir, et des phénomènes douloureux persistent chez certains patients. Difficile de dire s'il s'agit de phénomènes séquellaires de l'infection et des dégâts tissulaires provoqués au cours de cette infection ou s'il s'agit de la persistance de l'infection elle-même. On peut cependant évaluer à environ 80 % les patients améliorés de façon significative ou complète dans les suites du traitement antibiotique.

- Il reste les maladies prolongées pour lesquelles les critères diagnostiques sont souvent beaucoup plus difficiles à valider. Les études cliniques qui cherchent à évaluer l'efficacité du traitement lors de ces manifestations prolongées sont par conséquent toujours exposées au risque d'un biais ou à une interprétation difficile par rapport à ces critères diagnostiques : est-on certain du diagnostic chez des patients qui présentent des signes cliniques très généraux et dont la sérologie n'est révélatrice que d'un contact antérieur avec *Borrelia,* sans pouvoir affirmer sa présence ? Dans ces situations, les antibiotiques n'apportent pas toujours un bénéfice évident. En tout cas, c'est très variable d'un patient à l'autre. La réponse au traitement a quasiment toujours un caractère aléatoire. Les explications avancées relèvent aussi bien de l'incertitude quant au diagnostic lui-même que de la possibilité d'avoir des manifestations liées à une réaction de l'organisme (peut-être de type immunitaire), et non à la bactérie elle-même.

L'ensemble de ces considérations thérapeutiques concerne les traitements dits classiques, c'est-à-dire dont la durée est comprise entre dix jours (pour l'érythème migrant) et quatre semaines, voire six pour les formes les plus prolongées. La méthodologie basée sur les études cliniques (voir page suivante) a permis d'établir avec certitude l'efficacité des traitements antibiotiques courts lors de la borréliose de Lyme. Cette efficacité est attendue dans la mesure où la maladie est liée à une bactérie qui est sensible à l'activité bactéricide des antibiotiques. Jusque-là, rien d'anormal. Cette méthodologie n'a en revanche jamais pu conclure à l'efficacité d'un traitement prolongé chez des patients présentant des manifestations chroniques persistantes après un premier traitement antibiotique de courte durée (de 3 à 4 semaines), manifestations attribuées à juste titre ou non à une borréliose de Lyme.

Comment faire des études cliniques

Le premier temps, indispensable pour organiser une étude clinique, est de poser clairement la question à laquelle on souhaite apporter une réponse. Pour les études thérapeutiques, l'objectif est en général de montrer la supériorité ou l'absence d'infériorité du traitement testé sur un traitement dit de référence.

Dans un deuxième temps, il faut définir avec précision les critères d'évaluation sur lesquels on va juger l'efficacité du traitement.

Dans un troisième temps, il faut définir le profil des patients que l'on souhaite évaluer. Il ne s'agit pas simplement de choisir une maladie donnée, il faut choisir les critères qui permettent de définir cette maladie. On parle de critères d'inclusion. Dans le même temps, on va aussi choisir des critères d'exclusion, qui permettront d'éviter de biaiser certains résultats.

Dans un quatrième temps enfin, il faudra définir les analyses statistiques qui permettront de transformer ces évaluations en données chiffrées, indispensables pour faire une comparaison entre les différents groupes de patients. Des formules statistiques sont appliquées pour essayer de discriminer de la façon la plus fiable possible les différences constatées entre les différents groupes de patients.

Ces études permettent d'obtenir une comparaison établie sur des données rationnelles et objectives entre deux groupes de patients ayant pris pour une maladie bien définie deux traitements différents. On pourra ainsi découvrir quel traitement est le plus efficace.

Dans ce type d'études, il est important de maîtriser un maximum de données, en particulier le risque de ce qu'on appelle l'effet placebo. Il s'agit de l'efficacité ressentie d'un médicament par le patient alors que ce médicament n'a aucune propriété sur la maladie en question. Cet effet est désormais bien établi. Même si cela reste difficile à accepter, nous sommes tous exposés à l'effet placebo, quelle que soit notre sincérité. Il s'agit de la dimension subjective de la maladie qui est toujours présente, quelle que soit cette maladie. Pour contourner cet effet placebo, il est nécessaire d'employer une stratégie particulière : l'utilisation en double aveugle. Cela signifie que ni le patient ni le médecin ne savent quel médicament est administré, le placebo ou le traitement. De la même façon, quand on souhaite comparer deux médicaments connus pour avoir un réel effet sur la maladie, on va réaliser cette étude en double aveugle, pour n'influencer ni le patient ni son médecin. Il est facile d'imaginer que l'espoir d'avoir un traitement plus efficace que l'ancien puisse représenter un élément subjectif incitant le patient à ressentir une efficacité plus importante. Il est tout aussi facile d'imaginer que la crainte de prendre un nouveau médicament puisse exposer à une efficacité moindre, voire à des effets secondaires plus importants. Pour éviter tous ces biais, on préfère cacher au patient, ainsi qu'au médecin qui le suit, ce qui lui est administré.

Cette façon d'aborder une étude implique par ailleurs qu'elle soit réalisée de façon prospective, puisqu'on veut maîtriser au maximum toutes les données. Cela consiste à définir tous les paramètres que l'on veut mesurer avant le début de l'étude. Il est impossible de réaliser une telle analyse en analysant de façon rétrospective un groupe de patients.

Un autre élément fondamental découle directement de cette méthode d'analyse : il faut s'assurer que les deux groupes de patients sont comparables. Par exemple, il faut éviter que les patients d'un groupe aient une maladie plus avancée que ceux de l'autre groupe ou qu'ils aient des comorbidités différentes de celles des individus de l'autre groupe, ce qui empêcherait toute comparaison. Le seul moyen pour éviter ce biais est de choisir de façon totalement aléatoire le groupe dans lequel un patient va être inclus : celui qui prend le nouveau traitement ou celui qui prend l'ancien. Pour respecter cet aléa, on utilise tout simplement un tirage au sort. Ces études sont qualifiées de « randomisées ».

Même si elles ne sont pas en mesure de répondre à toutes les questions, les études randomisées restent des références sur lesquelles nous pouvons nous baser pour utiliser un traitement, mais il faut aussi savoir qu'elles ne peuvent pas englober toutes les situations rencontrées au quotidien. Il existe par conséquent une place non négligeable pour la part non rationalisée dans le raisonnement médical.

Il ne faut pas non plus tomber dans le rejet en bloc de ces informations issues des études cliniques, qui ont fait la preuve de leur intérêt en médecine et qui sont devenues absolument incontournables.

Un traitement sur plusieurs années est-il bien utile ?

Le fait de prescrire des antibiotiques de façon prolongée ne relève que d'une spéculation sur son efficacité. Bien entendu, des patients constatent de façon nette une amélioration de leurs symptômes. Cette amélioration n'est pas à remettre en cause, car seul le patient peut ressentir ces symptômes. Pour autant, il n'y a aucune façon de savoir si cette amélioration individuelle est le fait du traitement, celui d'une évolution spontanée de la maladie, comme c'est très souvent constaté lors des phénomènes chroniques, ou encore celui de l'effet placebo.

Constatant que des traitements courts ne permettent pas toujours d'obtenir des résultats satisfaisants, certains médecins proposent donc des traitements plus longs, parfois de plusieurs mois, voire plusieurs années. Ce principe ne repose pas sur des données issues d'études cliniques. Il ne permet pas d'avoir une certitude quant à l'efficacité de ce type de traitement, même si individuellement certains patients en ressentent un bénéfice. Plusieurs études ont cherché à savoir si ces traitements prolongés apportaient un bénéfice au patient. Leur analyse est parfois difficile du fait d'un certain nombre de biais : les patients avaient-ils réellement une borréliose de Lyme ? Comment évaluer une sensation de mal-être alors qu'aucun test objectif n'est perturbé ? La méthodologie permet-elle de comparer de façon rigoureuse les traitements administrés ? Il existe cependant une étude, publiée en 2016, dont la méthodologie est très rigoureuse[2]. Elle s'intéresse aux manifestations persistantes après une première antibiothérapie de borréliose de Lyme. Dans cette population de patients, l'administration d'antibiotiques pendant une durée de trois mois n'a pas permis de faire mieux que le traitement placebo, y compris quand les antibiotiques sont administrés avec des médicaments ayant une action anti-inflammatoire, comme l'hydroxychloroquine.

Mieux vaut par conséquent rester très réservé quant à l'indication de ces traitements prolongés. Leurs défenseurs reprochent à ces études de se limiter à trois mois de traitement, mais ces mêmes médecins n'ont jamais pris la peine d'étudier l'efficacité des traitements sur des durées plus longues. On peut donc conclure qu'il n'y a pas, à ce jour, d'arguments pour proposer des traitements prolongés. On peut aussi conclure que les traitements de trois mois n'ont pas d'intérêt en cas de manifestations persistantes après un premier traitement de borréliose.

Une règle générale peut-elle découler d'une expérience individuelle ?

Cette réflexion amène à considérer la valeur entre un phénomène individuel et un phénomène collectif. Ce point mérite qu'on s'y arrête. En effet, sur le plan scientifique (c'est-à-dire basé sur des preuves répondant à des critères rationnels), l'expérience individuelle ne permet pas de tirer des conclusions extrapolables aux autres patients. Le caractère individuel du ressenti d'une maladie est trop fort pour que l'on puisse s'appuyer sur cette expérience et en faire une règle générale. Le but des études cliniques est justement de s'affranchir de cette variabilité interindividuelle pour identifier des traits communs susceptibles d'être analysés pour l'ensemble d'une population. Si l'on parvient à identifier des phénomènes communs à tous les individus d'une population, l'intervention médicale qui en est à l'origine devient extrapolable à l'ensemble d'une population possédant les caractéristiques de la population étudiée. En d'autres termes, si on constate une amélioration des symptômes chez un patient présentant une borréliose de Lyme après un traitement par antibiotiques, on ne peut pas conclure que cette amélioration est forcément due à ce médicament. Il faut envisager qu'elle puisse être un événement fortuit ou induit par un effet de type placebo. Pour pouvoir déduire d'une expérimentation une conduite à tenir, on demande par conséquent que l'effet du médicament puisse être reproductible sur l'ensemble de la population. Il arrive cependant que l'effet d'un traitement ne soit pas universel. Par exemple, pour poursuivre sur l'exemple de la borréliose de Lyme, le traitement par amoxicilline (pénicilline par voie orale) est efficace, mais cette efficacité est d'autant plus constante que le traitement est donné précocement. Par conséquent, si l'ensemble d'une population ne répond pas à un traitement donné, l'étude clinique aura pour objectif d'identifier le groupe de patients chez qui le traitement apportera le bénéfice le plus net et le plus constant. Voilà pourquoi il est important de pouvoir analyser avec précision l'ensemble des données pendant une étude clinique : on peut ainsi voir si l'efficacité du traitement est corrélée à l'ancienneté des symptômes, à des facteurs liés à d'autres maladies existant chez un même patient, aux caractéristiques générales des patients (âge, sexe...), aux critères de définition de l'infection...

L'étude d'une histoire individuelle ne permet pas ce genre d'analyse. Elle est donc moins riche d'enseignement, et ne permet pas d'aborder la compréhension d'un phénomène : pourquoi le traitement est-il efficace ? pourquoi ne l'est-il pas ? L'analyse se limite à une constatation, dont on ne peut pas tirer de conclusion pour un autre patient, son histoire n'étant jamais tout à fait la même.

Plus que de s'attacher à tenir compte des témoignages individuels, la démarche de la médecine scientifique sera de confirmer auprès d'un grand nombre de patients si la démarche proposée est reproductible et utile pour l'ensemble d'une population concernée par un problème donné.

Dans le domaine de la borréliose de Lyme, on peut déplorer le fait que personne ne s'est attaché à faire une analyse globale du devenir des patients en errance diagnostique. Quel a été l'impact des différents traitements proposés ? Quels types de symptômes sont améliorés et lesquels ne sont pas influencés par les interventions médicales ? Ce serait aux médecins qui ont de l'expérience dans la prise en charge des patients présentant des symptômes dits chroniques de faire ce type d'analyse. À défaut, l'une des propositions qui émanent du plan sur la maladie de Lyme est de mettre en place des centres d'études dont l'un des objectifs serait d'avoir cette analyse rationnelle des faits.

De la dangerosité des traitements prolongés

La dernière considération que j'aimerais aborder à propos de ces traitements longs concerne leur éventuelle dangerosité plutôt que leur éventuel bénéfice. En effet, il ne fait plus de doute que les antibiotiques présentent des risques d'effets secondaires. Leur utilisation est bien validée et étudiée sur des traitements courts. Peu de maladies infectieuses nécessitent plus de quelques semaines d'antibiotiques. Dans la grande majorité des cas, quelques jours suffisent même. Quand la durée du traitement se prolonge, certains effets secondaires apparaissent : la furadantine n'est plus utilisée pour les traitements préventifs au long cours des infections urinaires récidivantes pour ces raisons. Il a été identifié des seuils de toxicité pour certains antibiotiques dont la toxicité est cumulative, comme les aminosides ou le métronidazole. Il existe une réticence à l'utilisation prolongée des antibiotiques, même les mieux tolérés, car ils ont tous, de par leur activité antibactérienne, des effets sur le tube digestif. Celui-ci fonctionne grâce à un équilibre qui s'établit entre les innombrables bactéries qu'il contient et l'organisme. Si cet équilibre est menacé par l'utilisation d'antibiotiques, il risque d'y avoir intolérance digestive. Une forme potentiellement grave de la rupture de l'équilibre est la prolifération d'une bactérie du tube digestif, *Clostridium difficile,* capable dans certaines conditions de produire une toxine provoquant une inflammation du côlon se manifestant par une diarrhée, voire des signes de souffrance du gros intestin qui peuvent être graves. Tous les antibiotiques sont concernés, tout particulièrement lorsqu'ils sont utilisés de façon prolongée.

Le dernier effet qui nous incite actuellement à limiter l'utilisation des antibiotiques est le risque clairement identifié de sélectionner des bactéries de plus en plus résistantes. Il ne s'agit pas de la résistance de *Borrelia,* difficilement capable d'échapper à l'action des antibiotiques, il s'agit de la résistance des bactéries présentes de façon normale dans notre tube digestif, en particulier les entérobactéries, qui ont ces dernières décennies montré leur potentiel de résistance à la majorité des antibiotiques que nous utilisons. Il en résulte, chez des patients traités de façon très répétée par des antibiotiques, un risque de survenue d'infections parfois sévère avec des bactéries multirésistantes. Ces dernières années sont apparues des bactéries capables de résister à presque tous les antibiotiques. Un vrai scénario catastrophe ! La constante, c'est que ces résistances sont provoquées par l'utilisation abusive des certains antibiotiques, en particulier ceux de la famille de la pénicilline. Il est par conséquent important de pouvoir préserver les patients de ce risque, qui les expose à des infections pouvant avoir des conséquences plus graves que celles de la maladie de Lyme. Par exemple, la première cause dans le monde de ce qu'on appelle le choc septique est l'infection par une bactérie nommée *Escherichia coli.* Il s'agit d'une bactérie très fréquente que nous portons tous dans notre tube digestif, et qui est d'ailleurs la première cause des infections urinaires, tellement banales et faciles à traiter… tant que nous disposons d'antibiotiques efficaces ! Car il est désormais bien établi que cette bactérie est capable de développer des mécanismes de résistance à quasiment tous les antibiotiques. Nous nous retrouvons de plus en plus dans des impasses thérapeutiques : plus aucun antibiotique disponible n'est efficace sur certaines de ces bactéries « hautement résistantes ». L'Organisation mondiale de la santé a tiré la sonnette d'alarme en affirmant que « la résistance aux antibiotiques constitue aujourd'hui l'une des plus graves menaces pesant sur la santé mondiale, la sécurité alimentaire et le développement »[3].

Il ne fait plus de doute que l'utilisation des antibiotiques est elle-même à l'origine du développement des résistances. Certains n'hésitent pas à parler, avec raison, de crise sanitaire à venir[4]. C'est pour ces raisons que les autorités de santé françaises développent des « plans nationaux d'alerte sur les antibiotiques » dans le but de maîtriser leur utilisation[5]. Une alliance mondiale contre les résistances antibiotiques s'est mise en place en 2011 sous l'impulsion du Pr Carlet : l'une des actions préconisées est l'utilisation raisonnée des antibiotiques[6]. L'incitation à la prescription d'antibiothérapie prolongée chez de nombreux patients, comme le revendiquent certaines associations de malades, pourrait être un facteur hautement péjoratif dans la lutte contre l'antibiorésistance.

Il est de notre devoir de ne pas exposer nos patients à des risques supplémentaires en leur prescrivant des traitements qui n'ont jamais fait l'objet d'une évaluation, ni sur leurs bénéfices ni sur leurs risques. À l'heure des alertes sur des médicaments comme le Mediator, comment accepter de donner des médicaments dont on ne connaît pas les effets secondaires à long terme ? Il nous incombe par conséquent d'être très vigilants, or jamais les patients traités au long cours par antibiotiques n'ont fait l'objet d'une surveillance. Aucun patient traité sur le long terme pour la borréliose de Lyme ne participe à des études de surveillance clinique ! Nous sommes dans une situation proche d'une expérimentation non maîtrisée, qui expose les patients à des risques réels dont ils n'ont, pour la plupart, pas conscience, car on ne leur met en avant que le bénéfice, qui n'est pas certifié, en omettant les risques, qui sont avérés.

Traiter les manifestations chroniques attribuées à une borréliose de Lyme

Nous sommes souvent confrontés à ce type de situation. Si on retient le diagnostic de borréliose de Lyme, on va proposer un traitement selon un protocole « court » de quelques semaines. Trois cas de figure s'envisagent par la suite.

- Le premier est le plus simple : les symptômes s'améliorent. Cette amélioration n'est pas toujours immédiate, et il est important de faire une réévaluation à distance, de 3 à 6 mois plus tard, pour apprécier au mieux l'effet thérapeutique à long terme.
- Le deuxième cas de figure est représenté par les patients dont le traitement est bénéfique, mais de façon transitoire seulement. Cette situation est rare dans mon expérience. Quoi qu'il en soit, il est possible qu'une part de l'effet soit en rapport avec un effet de type placebo, ou au contraire que l'antibiotique ait contribué à diminuer les effets de l'action de *Borrelia.* Dans les deux hypothèses, nous proposons volontiers de tenter un deuxième traitement puisque le premier a fait de l'effet. Ce n'est pas un raisonnement très « scientifique », mais cela paraît plutôt acceptable. On prend néanmoins soin d'expliquer au patient nos incertitudes quant à l'efficacité du traitement. Il me semble qu'il est important de lui dire que la réponse à un traitement ne signifie pas forcément que le

diagnostic de borréliose de Lyme est confirmé. Ce qui lui importe le plus, c'est d'être soulagé, de se rendre compte que ses souffrances ne sont pas inéluctables. Pour autant, il est aussi important de ne pas chercher à le tromper en se basant sur une « conviction diagnostique » plutôt que sur un diagnostic confirmé. On reste dans une relation de sincérité, avec tous les doutes qui y sont associés. En général, on propose intuitivement (aucune étude ne peut confirmer ce point) de changer de famille d'antibiotiques, en espérant que la nouvelle aura un impact plus pérenne. Tout cela n'est pas fondé sur des données ayant fait l'objet d'études scientifiques. Il faut reconnaître que beaucoup d'éléments personnels peuvent interférer avec cette attitude, en particulier la confiance qui doit s'établir entre le médecin et le patient, et cela n'est pas un paramètre facilement chiffrable et évaluable au cours d'une étude scientifique.

- Enfin, le troisième cas de figure est constitué par les patients qui ne répondent pas au traitement. Comme il est bien établi que la prolongation des traitements, chez des patients n'ayant pas répondu correctement à une première ligne d'antibiotiques, n'apporte pas grand-chose, il paraît plus raisonnable de ne pas poursuivre l'antibiothérapie dans ces situations. Elle risque en effet d'être délétère du fait de ses effets secondaires, alors que le bénéfice n'est pas certain.

Ensuite, il arrive de plus en plus souvent que le diagnostic de borréliose de Lyme ne soit pas retenu. Dans cette situation, le traitement antibiotique n'a pas d'intérêt. Certains discutent, arguant que, s'il ne s'agit pas d'une borréliose de Lyme, les symptômes peuvent être le fait d'une co-infection. Cela ne change pas grand-chose à la démarche médicale. S'il devait s'agir d'une co-infection, il faudrait en établir le diagnostic et la soigner comme telle. Le problème est que, parmi toutes les potentielles co-infections connues, aucune ne provoque des symptômes chroniques et évolutifs. Nous retombons à notre point de départ : le traitement antibiotique prolongé n'est pas justifié. On se réorientera vers une prise en charge plus symptomatique, avec un centre de prise en charge de la douleur, des propositions de réentraînement à l'effort, une prise en charge psychologique, une démarche pour une réinsertion sociale ou des techniques alternatives (hypnose, acupuncture, méditation...). Le choix se fera en fonction des souhaits du patient, du type de symptômes et du type de conséquences. Il s'agira par conséquent d'une prise en charge personnalisée à long terme avec l'aide du médecin traitant et des différents acteurs concernés. Il faudra expliquer au patient que cette prise en charge sera longue, moins radicale que ce qu'il espérait probablement avec un traitement antibiotique « curatif », mais la démarche paraît plus saine et prend souvent le problème à sa base. Beaucoup de choses reposent alors sur l'accompagnement du patient, à qui il faut expliquer le pourquoi de cette démarche car il est important de l'associer à la proposition thérapeutique.

En cas d'atteinte, comment l'histoire se finit-elle ?

La problématique du pronostic d'une maladie détermine sa prise en charge. En cas de maladie bénigne, il est aussi important pour un traitement de faire preuve d'innocuité que d'efficacité. Plus une maladie est sévère, en revanche, et plus on va tolérer l'utilisation de traitements potentiellement dangereux. Ainsi, il est acceptable d'utiliser une chimiothérapie, dont les effets secondaires peuvent se révéler nocifs, pour traiter un cancer. À l'inverse, il est acceptable d'utiliser un traitement alternatif, comme l'homéopathie, dont l'efficacité n'est pas avérée mais dont l'innocuité est certaine, pour traiter une fatigabilité passagère.

Pour la borréliose de Lyme, de nombreuses discussions et polémiques font état d'avis parfois très contraires. En fait, il s'agit principalement d'un problème de définition de ce qu'on appelle « pronostic ». Quand la médecine définit la gravité d'une maladie, c'est surtout en termes de risque de mortalité, de destruction d'un tissu ou de dysfonctionnement d'un organe. Le patient, lui, va plutôt se positionner en termes de ressenti. Une maladie peut être perçue comme grave par un individu, même si cette gravité n'est pas visible pour le médecin qui l'examine.

Au cours de la borréliose, le positionnement de la gravité est discutable. S'il existe bien des formes graves, avec des handicaps certains, elles sont rares et largement minoritaires. Seules quelques observations isolées ont fait l'objet de publications, ne permettant pas de chiffrer précisément les complications graves. Dans la pratique quotidienne des médecins prenant en charge les patients atteints de borréliose, la proportion de formes très handicapantes est inférieure à 1 % de l'ensemble des formes tardives de la maladie. Cette notion de fréquence est importante : beaucoup de maladies considérées comme bénignes, comme la grippe ou la varicelle, sont à l'origine de formes rares mais gravissimes. Dans notre expérience clinique, nous voyons régulièrement des patients atteints de maladies sévères et handicapantes pensant avoir une borréliose de Lyme. Devant la gravité de leurs symptômes, ils sont prêts à accepter tout diagnostic tant que celui-ci leur donne un espoir de traitement. Le drame, c'est que le fait de mettre tout leur espoir dans ce diagnostic de borréliose de Lyme les amène à une déception inacceptable quand aucun des tests de la maladie ne le confirme. Les patients estiment alors être dans un état de gravité intolérable… mais ils n'ont que très rarement une borréliose de Lyme.

La borréliose en elle-même n'est pas connue pour provoquer la mort. Cette affirmation génère souvent un tollé auprès des patients atteints de borréliose et qui n'arrivent pas à se défaire de symptômes chroniques. Ils répondent parfois en arguant que la borréliose peut provoquer des syndromes dépressifs majeurs pouvant mener au suicide. Pour ma part, je pense que ce qui mène les patients à vouloir mettre fin à leurs jours n'est pas la maladie elle-même, mais le regard que pose notre société sur des patients qui sont perdus et qui ne trouvent pas de solution à leur problème, ni dans la médecine ni dans les alternatives à la médecine traditionnelle.

En revanche, la borréliose peut bel et bien provoquer des manifestations ressenties comme très handicapantes par les patients. On peut ainsi considérer qu'elle représente une forme de gravité, car elle peut être à l'origine de difficultés sociales, professionnelles et familiales. Il m'est arrivé souvent de voir en consultation des patients présentant des manifestations chroniques mal définies accompagnés de leur partenaire. Ce dernier se trouve en général dans une position très inconfortable, car il subit le mal-être de l'autre tout en cherchant à se rassurer en réclamant un diagnostic précis. Quand ce dernier n'existe pas sur le plan médical, on constate que la situation provoque des tensions au sein du couple. Là où le patient en proie à la souffrance attend une réponse de la médecine et un soutien de la part de son compagnon, il ne trouve parfois que des interrogations, aussi bien sur l'absence de diagnostic du médecin que sur les doutes du partenaire quant à la réalité des faits. La relation de couple en est souvent ébranlée, à tel point que la séparation peut être envisagée. Pour la médecine, il n'y a pas de maladie grave… Pour le patient, c'est une vraie catastrophe ! Mais nous sommes probablement au-delà des limites de ce que la médecine peut faire.

Si on se défait du problème sous-jacent de l'incertitude diagnostique, que peut-on affirmer sur le pronostic de la borréliose ? En se référant aux patients ayant une borréliose de Lyme certaine, confirmée sur des critères diagnostiques établis avec rigueur, on peut affirmer qu'il est possible de guérir de la maladie, mais que celle-ci peut aussi laisser des séquelles douloureuses ou neurologiques, surtout quand la prise en charge est tardive. Il existe un tableau clinique bien établi associant une forme chronique cutanée de la maladie (l'acrodermatite atrophiante) à une atteinte des nerfs périphériques (la polyneuropathie). J'ai déjà rencontré des personnes ayant des conséquences sérieuses de cette polyneuropathie avec des atteintes motrices liées au dysfonctionnement des nerfs. Cette souffrance, quand elle est ancienne, est souvent irréversible, quel que soit le traitement proposé, alors que le diagnostic est posé selon tous les critères reconnus. Il est par conséquent important de préciser clairement les choses…

- En cas de traitement précoce, le pronostic est excellent, voire acceptable pour les formes secondaires, pour lesquelles les symptômes peuvent disparaître rapidement ou au contraire persister plusieurs mois encore après la fin du traitement. Des études de suivi clinique ont montré que les douleurs articulaires finissent toujours par s'estomper après un traitement antibiotique de quelques semaines chez les patients dans les articulations desquels *Borrelia* a été mise en évidence (donc quand il n'y a aucun doute sur le diagnostic)[7].

- En cas de forme tardive, les symptômes peuvent persister, que le traitement proposé soit court ou long. Cependant, il est important de prévenir les patients que ces symptômes ne sont pas le fait de la persistance de la bactérie. La plupart du temps en effet, celle-ci n'est pas retrouvée après un traitement bien conduit. Il s'agit plutôt d'une atteinte séquellaire liée à des dommages irréversibles provoqués par l'infection à un tissu, dont le fonctionnement est perturbé. Cela signifie aussi qu'un nouveau traitement antibiotique n'aura aucune chance d'améliorer la situation, puisque le but de l'antibiotique n'est pas de restaurer les tissus abîmés, mais d'éliminer la bactérie. Dans mon expérience, je n'ai jamais constaté d'évolution péjorative vers des formes handicapantes empêchant les patients de se mobiliser, comme on peut le voir au cours d'autres maladies, comme la sclérose en plaques ou la polyarthrite rhumatoïde. En d'autres termes, une fois stabilisée par le traitement antibiotique, la borréliose de Lyme peut continuer à se manifester mais elle ne progresse plus. On ne voit pas de patients finir leur vie sans pouvoir mobiliser leurs membres, à moins que n'interviennent d'autres phénomènes, sans rapport avec la borréliose. Ma position de médecin hospitalier devrait m'amener à prendre en charge des patients dont le maintien à domicile est rendu difficile du fait de la maladie, or nous n'hospitalisons pas de patients présentant des séquelles handicapantes liées à la borréliose. Une enquête nationale récente a évalué le nombre d'hospitalisations pour borréliose de Lyme en France. En moyenne, 799 patients sont hospitalisés chaque année pour de courtes durées (en moyenne, 4 jours). L'impact, en termes d'hospitalisation, est donc relativement faible. De plus, les séjours à l'hôpital correspondent plutôt à des patients pris en charge pour compléter leur bilan, par exemple pour la réalisation d'une ponction lombaire[8]. Les complications les plus gênantes sont dues à la pérennisation de certains symptômes : douleurs persistantes pouvant entraîner des troubles du sommeil, performances physiques ou intellectuelles amoindries, fatigabilité récurrente... Parce qu'ils interfèrent avec la vie sociale du patient, ces symptômes peuvent être considérés comme graves, mais ils ne génèrent en aucun cas des handicaps nécessitant un appareillage lourd. Quand tel est le cas, d'après mon expérience, le diagnostic de borréliose de Lyme est erroné et doit être rectifié. Nous avons ainsi pu voir des patients pensant avoir une borréliose de Lyme alors que le diagnostic, émis ultérieurement, se révélait être celui d'une sclérose en plaques.

Mon but est de rester objectif et réaliste, sans m'appuyer sur les témoignages, car ils manquent souvent de précisions techniques. Une chose m'a toujours étonné : je n'ai jamais vu, ni en consultation ni en hospitalisation, des personnes atteintes de borréliose qui soient incapables de se mobiliser, alors que la plupart des patients me rapportent des histoires de personnes de leur entourage qui présentent des paralysies, qui sont même obligées de se déplacer en fauteuil roulant. Dans la grande majorité des cas, ces descriptions ne correspondent pas à la réalité, ou le diagnostic est différent de celui d'une borréliose.

Ce point ne doit pas être considéré comme une volonté de ma part de nier l'étendue de la souffrance endurée par le patient au travers de sa maladie, mais il est important de rester objectif et de ne pas attribuer à tort des symptômes à une maladie, surtout si aucun test ne permet de la confirmer ou si la confirmation repose sur des tests non valides. Même si un patient ne se déplace pas en fauteuil roulant, sa souffrance doit être prise en considération. Lui apporter de l'espoir en lui expliquant l'absence d'évolution péjorative pourra l'aider à supporter son état, et le médecin ne doit pas hésiter à lui venir en aide, même s'il considère que son patient n'est pas « assez malade ». C'est dans ce sens qu'il faut continuer à militer plutôt que de vouloir dresser un tableau catastrophique de cette infection, au risque d'aggraver le vécu déjà difficile des patients, confrontés à une maladie qui fait l'objet de polémiques anxiogènes.

La prévention

Limiter ou éradiquer les tiques : un objectif raisonnable ?

La transmission de la borréliose de Lyme s'effectuant par l'intermédiaire de la tique, l'objectif principal pour la prévenir sera de limiter les piqûres de tique. Cet objectif permet aussi de prendre en considération les risques de transmission d'autres pathogènes par les tiques.

Bien évidemment, on pourrait envisager diverses solutions pour éviter d'être piqué. La première serait de fuir les tiques, par exemple en restant chez soi ou en choisissant de rester dans un milieu aseptisé et éloigné de toute matière végétale. Cette solution ne paraît pas vraiment réaliste. Au-delà de la faisabilité, j'aborde cette suggestion pour montrer l'absurdité qu'il y aurait à vouloir se prémunir à tout prix d'un risque potentiel. Peu de personnes évitent de traverser une route sous prétexte qu'elles risquent de se faire renverser par une voiture !

Nous vivons dans un environnement qui nous a précédés. Nous l'avons certes modifié, parfois de façon outrancière, mais le risque de rencontrer une tique dans sa vie existe encore. Il existe probablement depuis toujours, en tout cas depuis longtemps pour l'être humain. La découverte en 1991 d'un corps gelé depuis plus de cinq mille ans sur un glacier des Alpes autrichiennes a permis de savoir que l'être humain de l'époque pouvait lui aussi être contaminé par *Borrelia*[1]. Bien plus loin de nous encore, des tiques ont été trouvées sous forme fossilisée dans des fragments d'ambre datant du crétacé, ce qui témoigne de leur antériorité par rapport à l'espèce humaine[2]. Il est surprenant de constater combien ce risque est devenu prioritaire à l'heure où, justement, la probabilité pour l'homme de rencontrer une tique n'a jamais été aussi faible. Par le passé, les relations de l'homme avec son environnement naturel l'exposaient bien plus aux piqûres de tique que de nos jours. La cueillette de baies, le ramassage de champignons et la chasse sont autant d'activités ancestrales qui exposent l'homme aux tiques. Comment se fait-il que la connaissance et la maîtrise du risque augmentent l'appréhension du phénomène ? Cette constatation peut se faire dans bien d'autres domaines, où la prise de conscience d'un risque s'accompagne d'une anxiété exacerbée. Et, comme l'homme craint le plus ce qu'il connaît le moins, l'imaginaire vient combler, souvent de façon erronée, les méconnaissances factuelles.

De ces deux dernières constatations, il ressort que la connaissance d'un phénomène est souvent le premier et parfois le meilleur moyen de s'en protéger. Mieux connaître pour mieux se protéger. La prévention passe par conséquent par l'apprentissage du risque qui permettra de le maîtriser au mieux. Il faut cependant insister sur le fait que chacun abordera cette notion de risque selon sa propre sensibilité, celle qu'il se sera forgée au cours de son existence. Il est donc inconcevable de proposer les mêmes mesures à tous les individus. En revanche, donner la connaissance des processus qui mènent à la contamination peut permettre à chacun de choisir sa propre façon d'agir : là où les uns vont effectivement fuir les milieux naturels, les autres vont adapter leur activité, voire simplement augmenter leur niveau de vigilance après l'exposition. Les premiers considéreront probablement le risque de contamination comme une bonne raison pour délaisser un milieu qui les inquiétait ou qu'ils considéraient comme inintéressant, voire ennuyeux, les deuxièmes pourront continuer de pratiquer l'activité qui leur apporte le plus de bien-être, les troisièmes tenteront de maîtriser au maximum le risque sans pour autant céder aux « diktats » des tiques.

Les propositions extrêmes n'ont pas de place dans cette vision de la prévention. Certains rêvent de se débarrasser de toutes les tiques sur terre. En dehors du fait que ce souhait est probablement inatteignable, il n'est même pas souhaitable d'un point de vue écologique.

Le simple objectif de limiter la prolifération des tiques semble peu réaliste, car nous n'avons aucun moyen spécifique de lutte contre elles. Par le passé, de nombreuses tentatives d'éradication de vecteurs de maladies ont été mises en place, avec des succès variables. Par exemple, la lutte contre la prolifération des moustiques n'a été efficace que lorsqu'on a agi sur leur environnement naturel, leur biotope. Quand les régions marécageuses, lieux de prédilection pour le développement des larves de moustique, ont pu être asséchées, les régions alentour se sont trouvées débarrassées de certaines espèces de moustiques. Dans les régions où l'action sur le biotope n'était pas envisageable, on a tenté de les éradiquer par épandage de produits insecticides. Le succès n'a pas été au rendez-vous, contrairement aux risques liés à la dangerosité des produits utilisés.

Dans la lutte contre la prolifération des moustiques-tigres, plus récente, l'accent est mis sur la nécessité de limiter les points d'eau stagnante, en particulier dans les jardins privatifs, lieu de développement des larves. En effet, nous savons bien que la diffusion de ce moustique ne pourra pas être radicalement combattue par l'éradication physique des formes adultes[3].

Pour les tiques, l'action sur le biotope paraît bien difficile à envisager, puisqu'il est constitué en grande partie de forêts et que celles-ci sont indispensables à notre vie sur terre. Les produits acaricides ne sont pas d'une grande efficacité pour lutter contre les tiques. Leur éventuelle toxicité en cas d'utilisation à grande échelle n'est absolument pas maîtrisée, et on ne sait rien de leur impact sur l'ensemble de l'équilibre biologique de notre environnement. Enfin, le rôle des tiques dans l'environnement n'est pas connu : on ne sait pas évaluer les conséquences d'une éradication contre les tiques sur l'équilibre naturel de nos forêts.

Il faudra par conséquent se faire à l'idée de devoir vivre quelque temps encore avec ces peu charmants résidants de notre milieu naturel.

Existe-t-il des mesures efficaces contre la prolifération des tiques ?

Dans certaines régions où la prolifération des tiques peut avoir un impact économique important en raison des conséquences qu'elles peuvent avoir sur la santé des animaux d'élevage, des programmes de limitation de leur prolifération ont été mis en place. Le ciblage direct des tiques et le contrôle de l'environnement où elles sont présentes sont deux modalités d'action qui ont été envisagées[4].

Dans nos régions, des pistes d'action sont envisagées, comme la maîtrise de la prolifération de certaines espèces de mammifères susceptibles d'amplifier la présence de la tique, comme les grands mammifères de nos forêts, et en particulier les cervidés, très réceptifs en tant qu'hôtes pour le repas des tiques adultes : un chevreuil, par exemple, peut être porteur de plusieurs milliers de tiques. Restreindre les populations de cervidés, et donc réduire la principale ressource de nourriture des tiques, pourrait être envisagé pour limiter leur prolifération. Il faut bien comprendre qu'elles sont à l'affût d'un hôte, aussi vont-elles se développer préférentiellement dans les endroits où le passage de leurs hôtes est important. Si ceux-ci sont moins nombreux, il y aura moins de tiques, car elles ne parviendront pas à finir leur cycle de reproduction. Ce type de mesure aura cependant moins d'impact sur les tiques qui sont à proximité de l'être humain.

Les repas sanguins sont des moments indispensables à la vie de la tique. Entre deux repas, elle reste pendant un temps prolongé à l'affût ou en état de latence (pendant la saison froide), en attendant la rencontre avec un nouvel hôte. Pendant cette période, il est important pour elle de résister aux conditions climatiques, or elle craint avant tout la dessiccation. Ni le froid ni la pluie ne lui font peur ; on trouve d'ailleurs des tiques jusqu'en Sibérie ! Le biotope est par conséquent un élément important pour la survie et la persistance de la tique. Malheureusement, l'action de l'homme sur l'environnement n'est certainement pas souhaitable en termes de mesure de prévention de la prolifération des tiques. Il semble important de conserver des sanctuaires naturels où l'intervention de l'être humain est la plus limitée possible pour préserver cette biodiversité qui participe à la vie de notre planète. Il est d'ailleurs inquiétant de constater l'impact de l'activité humaine sur notre climat, même si cet impact pourrait un jour contribuer à limiter la prolifération des tiques. Nous n'avons en effet aucun moyen de savoir dans quel sens les modifications climatiques, qui sont souvent proposées comme facteur de risque d'épidémies, pourraient influencer le nombre des tiques, et donc la fréquence de la maladie dans nos contrées.

Quoi qu'il en soit, la piste de la modification de l'environnement pour limiter la prolifération des tiques ne pourrait s'envisager que dans des espaces bien maîtrisables. Les jardins, par exemple, sont un milieu sur lequel l'homme a les moyens d'agir en limitant le biotope favorable aux tiques. Nous ne disposons pas de données fiables nous permettant d'envisager l'utilisation de certains végétaux ou de certains types de plantations qui nous exposeraient moins aux piqûres de tique, alors que la présence de l'homme dans son jardin est désormais identifiée comme un facteur de risque à part entière[5].

À la recherche d'autres moyens préventifs

Le comportement humain

Chez l'homme, la prévention primaire passe par la volonté de limiter sa rencontre avec la tique. Les modalités d'action sont avant tout d'ordre comportemental. S'il est difficile de rester chez soi pour ne pas s'exposer aux piqûres de tique, la majorité de la population peut en revanche maîtriser ce risque, en grande partie du moins, en particulier dans le cadre des activités de loisir. Éviter de marcher dans les fourrées riches en hautes herbes et rester sur les chemins de randonnée, par exemple, sont des précautions faciles à respecter pour la plupart des gens.

Les animaux de compagnie présentent un risque de transmission qui est encore mal maîtrisé. Les chiens quittent volontiers les sentiers sur lesquels l'homme chemine, or ils sont aussi la cible des tiques. Les animaux domestiques servent ainsi de véhicule à ces parasites, et les rapprochent de l'homme. Ils pourraient jouer un rôle de facteur de risque d'exposition. Nous devons en tenir compte aussi dans notre quotidien, en veillant autant que possible à les protéger des piqûres de tique. Il existe de nombreux outils et produits dont l'objectif est de repousser les tiques, mais leur efficacité n'est pas toujours flagrante.

Ces précautions qui permettent de limiter l'exposition aux piqûres de tique ne peuvent malheureusement être suivies par tous : ainsi, certains professionnels de la forêt ne pourront éviter les territoires riches en tiques, et les cueilleurs de champignons et de baies, une population largement exposée au risque de piqûre, auront du mal à rester sur les chemins. Il est donc indispensable de pouvoir proposer des modes de prévention additionnels, qui contribueront à limiter pour chacun le risque de contact avec les tiques.

La barrière mécanique

Parmi ces moyens, le plus efficace consiste à faire barrière à la tique par le port de vêtements couvrants. Doivent être protégées en priorité les parties du corps les plus exposées, comme les pieds et les jambes, la tique étant présente à faible hauteur. Une fois qu'elle a atteint son hôte, elle peut, grâce à ses trois ou quatre paires de pattes, se déplacer pour atteindre d'autres endroits du corps. De nombreuses personnes sont ainsi étonnées de constater des tiques au niveau de certains plis, comme l'aine ou les aisselles, voire dans des zones plus intimes ! Le port d'un pantalon limite la possibilité pour la tique de s'accrocher sur l'épiderme. Les professionnels utilisent parfois des guêtres, qui empêchent les tiques de se glisser sous le pantalon pour atteindre la peau.

Les répulsifs et les insecticides

Les répulsifs, des produits utilisés pour éloigner les tiques mais pas les tuer, sont une autre mesure de protection. Leur utilisation est fréquente pour éloigner les moustiques. Ils s'utilisent sous forme de spray, qui est vaporisé sur les parties découvertes du corps. La durée d'action des répulsifs est limitée à quelques heures pour les produits les plus efficaces. Le principe de base est séduisant, les tiques étant attirées par les messages physiques et chimiques que dégage notre corps. Ces messages sont troublés par la présence du répulsif, de telle sorte que la tique n'est plus attirée par notre présence. Les produits les plus actifs sont des produits chimiques comme le DEET (N, N-diéthyl-m-toluamide), la picaridine et l'IR 3535. Le DEET est le produit de référence pour éloigner les moustiques, mais il présente une toxicité bien connue. Il est contre-indiqué à forte concentration chez l'enfant et la femme enceinte. À moindre concentration, il perd de son efficacité.

L'IR 3535 semble avoir une action intéressante sur les tiques tout en présentant une toxicité moindre.

D'autres produits sont utilisés pour empêcher les piqûres, comme la perméthrine. Il s'agit plus d'un acaricide, qui va par conséquent avoir une action létale sur la tique. Elle n'est pas appliquée directement sur la peau, mais vaporisée sur les vêtements. Il existe même des vêtements pré-imprégnés, conçus pour résister à plusieurs lavages. Même s'ils ne présentent pas de danger avéré, il n'est pas conseillé d'en faire un usage trop régulier.

D'autres produits naturels sont proposés. Le fait qu'ils soient naturels ne signifie pas qu'ils ont une meilleure efficacité. Certains d'entre eux, comme la citronnelle, ont une réelle efficacité comme répulsifs, mais leur durée d'action est de quelques minutes seulement, voire quelques secondes. Ils ne présentent donc aucun intérêt préventif contre les tiques. De même, les huiles essentielles, souvent mises en avant, n'ont pas d'efficacité avérée. L'utilisation de ces produits, qui sont bien peu efficaces, voire pas efficaces du tout, peut amener les personnes qui les utilisent à se croire protégées et à négliger les réels moyens de protection. Il est assez facile de tester l'efficacité de ces produits répulsifs.

Pour plus de détails sur les moyens utilisables pour la protection antivectorielle, la Société de médecine des voyages et la Société française de parasitologie ont publié des recommandations[6].

Le retrait rapide des tiques : point fondamental de la prévention

La prévention contre la borréliose de Lyme ne s'arrête pas à la prévention dite primaire, c'est-à-dire celle qui empêche l'exposition au risque. Si, malgré tous nos efforts, malgré toutes les couches vestimentaires qui nous ont fait perdre 5 kilos de sueur pendant la randonnée, malgré nos précautions mille fois renouvelées de ne pas poser le moindre bout d'orteil en dehors du chemin tracé avec soin par le club vosgien en Alsace, malgré notre résistance à céder à la tentation de prélever cette splendide chanterelle au milieu de la forêt, si en dépit de toutes ces précautions l'œil avisé de notre âme sœur découvre avec horreur ce petit point pas plus gros qu'un grain de pavot sur notre peau, il est important de ne pas céder à la panique ! Tout n'est pas perdu.

Découvrir la tique doit nous amener à la retirer le plus vite possible, en tout cas le jour même. Ce geste peut être réalisé par n'importe qui sachant manipuler un petit outil dénommé « tire-tique ». En effet, le fait de retirer rapidement la tique l'empêche de transmettre la bactérie *Borrelia,* qui se situe dans son intestin et qui met plusieurs heures à migrer vers les glandes salivaires, d'où elle sera inoculée dans l'épiderme. Ce temps doit être mis à profit pour l'extraire, de façon non traumatique de préférence. Le tire-tique permet, par un mouvement de rotation, de décrocher la tique avec son rostre, cette pièce buccale qu'elle ancre dans la peau. Si par malheur il reste enfoncé, il ne faut pas s'acharner à vouloir le retirer par tous les moyens, il ne contient pas la bactérie. Nous avons vu des patients qui, poussés par l'inquiétude d'avoir laissé en place une partie de l'arme du crime, sont prêts à tout, jusqu'à s'automutiler, pour s'en débarrasser. Le risque dans ce cas est avant tout de s'auto-inoculer une des nombreuses bactéries que nous portons tous sur la peau, en particulier le staphylocoque doré, qui n'attend que cela pour aller faire son infâme devoir de bactérie virulente. Il est plus dangereux de risquer une septicémie à staphylocoque qu'une infection à *Borrelia.* De plus, si la tique est infectée et qu'elle est restée en place longtemps, elle aura déjà eu le temps de transmettre *Borrelia,* aussi le fait de retirer le rostre n'y changera rien…

On recommande par conséquent de bien s'examiner après une exposition, une promenade en forêt par exemple, afin de pouvoir identifier la tique rapidement et de la retirer immédiatement. Il s'agit probablement de l'un des moyens les plus efficaces pour se prémunir de la maladie. C'est pour cela que ce sont souvent les patients n'ayant pas identifié la tique qui développent la maladie, car, s'ils avaient pu la retirer à temps, *Borrelia* n'aurait pas été inoculée ! Attention, toute la surface de notre peau doit être examinée, et c'est difficile à réaliser. Seul, on ne peut y parvenir sans l'aide d'un miroir, car la tique ne choisit pas obligatoirement les endroits les plus visibles de notre anatomie pour y faire son festin. Il ne faut pas hésiter à se faire aider. Même les parties les plus intimes peuvent être la cible des tiques… reste à voir à qui vous allez confier la tâche délicate de votre examen ! On rencontre régulièrement des patients bien gênés de nous avouer à demi-mot qu'ils ont découvert une tique du côté de leur anatomie intime. En général, ils sentent la nécessité de préciser que non, ils n'ont pas fait de naturisme dans la forêt. Ce fait est la conséquence de la capacité qu'a la tique à faire sa propre randonnée dans notre système pileux jusqu'à y trouver un endroit propice à son pique-nique à elle, un peu au chaud, tranquille, à l'abri des regards indiscrets, sur une surface qui lui paraît bien sympathique, où la peau est fine et appétissante…

Une fois la tique retirée, il ne faut pas pour autant suspendre la surveillance. Tout d'abord, il faut éviter à nos chers staphylocoques cutanés de profiter de la microscopique brèche forée par la tique dans notre peau pour aller faire une randonnée à l'intérieur de notre corps. Pour cela, il est indispensable de désinfecter l'endroit de la piqûre à l'aide d'un antiseptique. Celui-ci ne doit pas être utilisé avant l'extraction de la tique, au risque de provoquer une réaction qui l'amènerait à régurgiter les bactéries plus rapidement dans notre peau. Une fois la zone désinfectée, il est utile de noter précisément l'endroit de la piqûre. Dans la plupart des cas, elle ne laissera aucune trace. Ensuite, il est important de surveiller la zone piquée pendant plusieurs jours, voire plusieurs semaines, car à ce stade et malgré toutes les précautions prises, nous ne savons pas si la tique nous a inoculé ou non *Borrelia.* Cette surveillance va avoir pour objet de détecter l'érythème migrant et, le cas échéant, de se voir proposer un traitement par le médecin, traitement qui reste simple et efficace à ce stade de la maladie.

L'ensemble de la conduite à tenir en cas de piqûre de tique fait l'objet de plusieurs documents, créés sous l'égide du ministère de la Santé et publiés sur le site de Santé publique France. Des brochures d'information peuvent être téléchargées[7].

Que faire des tests qui identifient des *Borrelia* dans la tique ?

La mise en évidence de *Borrelia* dans la tique qui vous a piqué est de plus en plus souvent proposée. Si cette détection est intéressante pour disposer de données épidémiologiques, lesquelles permettront d'évaluer le risque réel de transmission lors d'une piqûre, l'apport à titre individuel reste très limité. En effet, imaginez que vous détectiez *Borrelia* dans la tique que vous venez de retirer. Sachant que celle-ci n'est pas immédiatement transmise, vous ne pourrez en aucun cas en conclure que vous êtes contaminé. Et si vous décidez malgré tout de commencer un traitement antibiotique, vous n'aurez aucune garantie que ce traitement empêchera la bactérie de se développer ultérieurement. En effet, ce point n'a jamais fait l'objet d'une étude clinique.

Quelle place pour le traitement antibiotique préventif systématique en cas de piqûre de tique ?

On se pose souvent la question de l'intérêt d'un traitement antibiotique préventif en cas de piqûre de tique. Ne pourrait-il pas s'agir d'une prévention simple et efficace ?

Cette solution serait acceptable pour les patients occasionnellement piqués. En revanche, elle paraît difficile à mettre en place pour les personnes exposées régulièrement. Certains travailleurs forestiers sont piqués plusieurs fois par an. Il paraît peu raisonnable de leur proposer un traitement à chaque piqûre, car cela pourrait revenir à leur demander de prendre des antibiotiques quasiment en permanence, d'autant que la durée de ce type de traitement n'est pas établie.

Le risque de transmission de *Borrelia* au cours d'une piqûre de tique a été évalué : de 1,4 à 5,5 % selon le taux d'engorgement de la tique et le temps pendant lequel elle reste en place[8].

La proposition thérapeutique la plus intéressante est celle décrite en 2001 par Nadelman[9]. Après un traitement consistant en une prise unique de doxycycline, l'étude a comparé le nombre d'érythèmes migrants qui se sont développés dans le groupe traité par un placebo et dans celui traité par doxycycline. Le traitement avait permis de diminuer le risque de formes primaires de borréliose : 0,4 % d'érythèmes migrants chez les patients sous doxycycline contre 3,2 % chez les patients ayant pris le placebo. Le risque de transmission reste donc globalement faible, et l'intérêt du traitement a été établi uniquement en cas de piqûre par des tiques gorgées. Par ailleurs, les effets secondaires étaient plus fréquents parmi les patients traités par doxycycline, et il n'y avait pas d'évaluation à distance.

Au total, le bénéfice semble assez faible, en particulier si l'on met l'accent sur l'intérêt du retrait rapide de la tique. Voilà pourquoi la proposition de prévention systématique n'a pas été retenue à ce jour.

ANNEXES

Autres infections transmises par les tiques

La tique est identifiée comme étant le vecteur potentiel de nombreuses infections. Au cours de ces dernières décennies, les projecteurs de la science se sont focalisés sur cet acarien, à qui certains attribuent un pouvoir de nuisance hors du commun. Il est vrai que de nombreux agents pathogènes ont été identifiés… comme dans tout être vivant[1, 2]. Nous ne connaissons pas le pouvoir pathogène de bon nombre d'entre eux, aussi est-il important de ne pas leur attribuer par excès des maladies. Les co-infections, à l'instar des « crypto-infections », ont surtout la propriété, en jouant sur les dangers de l'inconnu, de faire croître l'inquiétude quant à ce que peut représenter la tique. Par co-infection, on suggère que tout agent peut être transmis de la tique à l'homme. Cette hypothèse, si elle est recevable, est loin d'être confirmée. En effet, les cas avérés de transmission de plusieurs agents pathogènes après une piqûre de tique existent bel et bien, mais restent, dans l'état de nos connaissances, un événement rare, voire exceptionnel.

Parmi ces agents, certains appartiennent au groupe des *Borrelia.* Celles-ci sont historiquement séparées en deux groupes distincts selon le type de manifestations cliniques qu'elles provoquent. Les *Borrelia* non impliquées dans la borréliose de Lyme sont à l'origine d'infections aiguës qui se manifestent par des poussées de fièvre apparaissant quelques jours à quelques semaines après l'inoculation, qui peut se faire soit par une tique soit par un autre arthropode, en particulier un pou de corps. L'entité clinique qui y est rattachée correspond aux fièvres récurrentes, qui se caractérisent par l'existence de plusieurs poussées de fièvre successives, qui finissent par disparaître.

Dans le groupe de *Borrelia* à l'origine de ces fièvres récurrentes, dont l'espèce type, *B. recurrentis,* a été décrite en 1875, d'autres espèces ont été mises en évidence récemment, comme *B. miyamotoi.* Ces *Borrelia* n'ont, à ce jour, pas été associées à des manifestations chroniques. Il s'agit bien de patients présentant une ou plusieurs poussées de fièvre, dont l'évolution se fait vers une atténuation progressive même en l'absence de traitement. La poussée la plus dangereuse est la première, car le système immunitaire n'est pas préparé à lutter contre la prolifération bactérienne à ce stade. Par la suite, les autres poussées vont être de plus en plus atténuées, jusqu'à aboutir à l'élimination de la bactérie : il n'y a donc pas de persistance de ce type de *Borrelia* dans l'organisme humain.

Nous sommes par conséquent en présence de formes différentes de la maladie dues à des bactéries proches, mais bien différentes de celles qui provoquent la borréliose de Lyme. Beaucoup d'autres *Borrelia* ont été décrites dans les tiques. Certaines d'entre elles provoquent des infections chez les animaux, d'autres ne sont pas connues pour leur pathogénicité, ni chez l'animal ni chez l'homme. La plupart d'entre elles n'ont jamais été identifiées sur des prélèvements humains[3].

D'autres agents peuvent être transmis par les tiques. Ils sont très variés : bactéries, virus, parasites. Ils s'appellent *Anaplasma, Ehrlichia, Rickettsia, Bartonella, Babesia* ou encore virus de la méningo-encéphalite à tiques, en anglais *tick borne encephalitis virus.* Que savons-nous de cette armée de microbes ? Certains sont connus depuis plus longtemps que *Borrelia,* d'autres sont de découverte plus récente. Ils ont une particularité : ils ont tous été isolés chez des patients piqués peu de temps auparavant par une tique. Ils suivent tous un processus chronologique proche : piqûre de tique, transmission, dissémination, infection, le tout se passant dans un délai de 2 à 4 semaines. Aucun d'eux n'a pu être associé à une persistance prolongée chez l'homme, à l'exception de certaines formes de *Bartonella,* mais qui sont plutôt le fait de *B. quintana,* espèce de bactéries propres à l'homme n'ayant aucun rapport avec les tiques.

Alors pourquoi cet engouement pour les co-infections ? Nous sommes une fois de plus dans le domaine des hypothèses. On imagine que la tique pourrait jouer le rôle d'une seringue d'inoculation de microbes. Elle suscite beaucoup d'hypothèses et exerce une véritable fascination, mais aussi beaucoup d'inquiétude. Pourtant, l'homme vit à ses côtés depuis de nombreux millénaires, et toutes ces infections qu'elle lui transmet n'ont pas eu raison du développement de l'espèce humaine. Il semblerait donc bien que les infections transmises par les tiques n'aient qu'un impact modéré chez l'homme.

L'exemple de l'anaplasmose l'illustre bien, puisque cette infection, reconnue récemment dans nos contrées, provoque en général des poussées de fièvre survenant quelques semaines après la piqûre contaminante, mais est souvent d'évolution spontanément favorable[4]. Il faut cependant rester vigilant, car des complications ont pu être notées chez certains patients.

Pour les encéphalites liées au virus TBE, exceptionnelles en France sauf dans l'Est, il existe des risques de complications, voire de séquelles. En effet, cette infection se manifeste par une première phase ressemblant à une virose, comme la grippe. Chez une partie des patients, une deuxième phase va survenir avec des signes de méningite (fièvre et maux de tête) et des signes d'encéphalite (confusion, troubles de l'élocution, troubles de l'équilibre, parfois des paralysies motrices, voire des troubles de la conscience pour les formes les plus sévères, qui heureusement restent rares)[5]. Cette infection est bien plus connue dans l'est et le centre de l'Europe. En Autriche, les autorités sanitaires ont décidé de recommander le vaccin, ce qui a pour effet de diminuer significativement le nombre de personnes concernées.

La babésiose, aussi connue sous le nom de « piroplasmose » quand elle est diagnostiquée chez le chien, est une infection liée à un parasite très proche de celui qui provoque le paludisme, si ce n'est qu'il s'agit bien de la tique qui est vectrice de l'agent, et non le moustique. Cette infection se rencontre surtout à proximité des élevages de bovins, véritables réservoirs du parasite. Comme le paludisme, les patients qui souffrent de babésiose présentent de la fièvre et peuvent développer une anémie liée à l'hémolyse (destruction des globules rouges par le parasite)[6]. Le diagnostic est assez difficile, car nous ne disposons pas encore d'outils très performants pour le déterminer. Pour l'instant, c'est l'analyse du frottis sanguin au microscope qui reste la technique diagnostique de référence, mais de nouveaux moyens sont en cours d'évaluation. En attendant les résultats de ces outils diagnostiques, le fait de vouloir attribuer des manifestations chroniques à la babésiose n'est que pure spéculation.

La liste des agents microbiens que l'on peut trouver dans une tique est loin d'être exhaustive, mais les identifier n'est pas le plus important. Mieux vaut montrer l'éventuelle capacité de ces agents à provoquer des maladies chez l'homme avant de les accuser de toutes sortes de maux. Pour l'instant, nous n'avons pas d'arguments crédibles pour imaginer que ces agents microbiens provoquent des maladies chroniques chez l'homme. Il est par conséquent fondamental de pouvoir identifier ces agents chez l'homme, et il est indispensable pour cela de disposer de bons outils de dépistage. Pour l'instant, ce n'est pas le cas, et nous constatons malheureusement, sous l'influence de la peur générée par ces agents, l'apparition de tests diagnostiques n'ayant fait l'objet d'aucune validation sérieuse. Il s'agit d'une dérive dangereuse, qui risque de plonger un peu plus les patients dans un état de confusion angoissant, sans justification réelle, car certains de ces tests diagnostiques semblent bien peu fiables.

Le principe de la co-infection fait par ailleurs référence au rôle facilitateur d'une infection sur une autre. Un des agents pourrait ainsi permettre à un autre de se développer plus facilement. Cette interaction n'est pas habituelle dans le domaine médical. En médecine, on parle en général de « diagnostic uniciste » : dans la grande majorité des cas, les symptômes sont expliqués par une seule cause. S'il faut reconnaître deux causes, il faut avoir des arguments sérieux à opposer. Une référence dans le domaine de l'infectiologie vient à l'encontre de cette théorie uniciste, l'infection due au VIH, qui provoque une baisse du système immunitaire capable de favoriser les infections par d'autres agents infectieux. Ces agents sont qualifiés d'opportunistes, car ils mettent à profit la fragilisation du système immunitaire pour se développer eux-mêmes. Ce fonctionnement a servi de modèle aux hypothèses qui prévalent pour les co-infections, mais ce modèle ne s'applique pas automatiquement : aucun signe biologique de déficit immunitaire ne vient appuyer cette hypothèse. Le caractère « opportuniste » des co-infections n'est reconnu que pour les babésioses, et le VIH ne se comporte en aucune façon comme *Borrelia* : ce modèle est vraiment peu adapté pour déduire des hypothèses de travail sur les co-infections.

En conclusion, si les co-infections sont possibles, il n'y a actuellement aucun argument qui permette d'en faire l'explication rationnelle des symptômes chroniques que présentent certains patients. Il est important d'utiliser les connaissances déjà acquises sur les agents transmis par les tiques pour aller plus loin dans la compréhension, tout en évitant les dérives des hypothèses peu réalistes.

Remerciements

Je remercie l'ensemble des collègues avec lesquels je travaille régulièrement et qui m'accompagnent dans mon engagement professionnel.

Je remercie les patients qui m'accordent leur confiance et avec qui j'ai pu échanger et m'enrichir pour comprendre la dimension humaine de la maladie.

Je remercie mes amis, avec qui je peux aussi parler d'autres choses que de maladie de Lyme !

Bibliographie

Une polémique qui n'a plus grand-chose de scientifique !

1. HAS, « Recommandations de pratique borréliose de Lyme et autres maladies vectorielles transmises à tiques. Symptomatologie/syndrome persistant après une possible piqûre de tique », juin 2018.
2. Septfons A, Paty MC, de Valk H, Couturier E, Gautier A, le groupe Baromètre santé 2016, « Pratiques de prévention et connaissance de la borréliose de Lyme : baromètre santé 2016 », *Bulletin épidémiologique hebdomadaire* n° 19-20, 19 juin 2018.
3. Gérald Bronner, *la Démocratie des crédules,* PUF, 2013.
4. Centers for Disease Control and Prevention, « Measuring Healthy Days », Atlanta, Georgia: CDC, November 2000.
5. Clarissou J, Song A, Bernede C, Guillemot D, Dinh A, Ader F, Perronne C, Salomon J, « Efficacité d'une antibiothérapie au long cours pour un syndrome poly-organique post-morsure de tique (SPOT) chronique », *Med Mal Inf,* 2009;39:108-15.

6. Blanc F, « Intérêt de l'index de synthèse intra-thécale anti Borrelia dans le diagnostic de neuroborréliose », thèse de médecine, Strasbourg, 2005.
7. Le Breton D., *la Sociologie du corps,* collection Que Sais-Je ?, PUF, 2016.
8. Lacroix A et Assal JP, *l'Éducation thérapeutique des patients ; accompagner les patients avec une maladie chronique : nouvelles approches,* Maloine, 2011.

Maladie de Lyme ou borréliose de Lyme ?

1. Krause PJ, « Borrelia miyamotoï infection in nature and human », *Clin Microbiol and Infect,* 2105;21:631-9.
2. Bernard Q, Gallo RL, Jaulhac B, Nakatsuji T, Luft B, Yang X, Boulanger N, « Ixodes tick saliva suppresses the keratinocyte cytokine response to TLR2/TLR3 ligands during early exposure to Lyme borreliosis », *Experimental Dermatology,* 2016;25:26-31
3. Baranton G, De Martino S, « Borrelia burgdoferi sensu lato diversity and its influence on pathogenicity in humans », *Current Problems in dermatology,* 2009;37:18-30.
4. http://www.chru-strasbourg.fr/Les-centres-de-reference/Borrelia

Vie et mort de la tique

1. Coll. sous la direction de McCoy K et Boulanger N, *Tiques et maladies à tiques ; biologie, écologie évolutive, épidémiologie,* IRD Éditions, 2016.

2. Hofhuis A, Herremans T, Notermans DW, Sprong H, Fonville M, van der Giessen JW et al., « A prospective study among patients presenting at the general practitioner with a tick bite or erythema migrans in The Netherlands », *PLoS One,* 2013;8(5):e64361, DOI:10.1371/journal.pone.0064361 PMID: 23696884; PubMed Central PMCID: PMCPMC3655959.
3. Jahfari S, Hofhuis A, Fonville M, van der Giessen J, van Pelt W, Sprong H, « Molecular Detection of Tick-Borne Pathogens in Humans with Tick Bites and Erythema Migrans, in the Netherlands », *PLoS Negl Trop Dis,* 10(10):e0005042, DOI:10.1371/journal.pntd.0005042.
4. Agoulon A, Butet A, Hoch T, Perez G, Plantard O, Verheyden H, Vourc'h G, « Dynamique des populations de tiques et liaison avec les facteurs environnementaux » in *Tiques et maladies à tiques* (dir. McCoy K et Boulanger N), IRD Éditions, 2016.
5. Boulanger N, Zilliox L, Goldstein V, Boyer P, Napolitano D, Jaulhac B, « Surveillance du vecteur de la borréliose de Lyme, Ixodes ricinus, en Alsace de 2013 à 2016 », *Bulletin épidémiologique hebdomadaire* n° 19-20, 19 juin 2018.

Pour en savoir plus

Centers for Disease Control and Prevention, https://www.cdc.gov/lyme/ (10 janvier 2018).

La borréliose de Lyme, une infection récente ?

1. Taylor RW, « On a rare case of idiopathic localized or partial atrophy of the skin », *Archives of Dermatology and Syphilis,* 1875.

2. Buchwald A, « Ein Fall von diffuser idiopathischer Atrophie der Haut », *Archiv für Dermatologie und Syphilis,* 1883.
3. Touton K, « Uber enein Fall von erworbener idiopathischer Atrophie der Haut », *Deutsche Medizinische Wochenschrift,* 1886.
4. Herxheimer K, Hartmann K, « Uber Akrodermatitis chronica atrophicans », *Archiv für Dermatologie,* 1902.
5. Civatte A, « Lettre de Berlin », *Annales de dermatologie et de syphiligraphie,* 1908.
6. Pautrier, Eliasheff, *Annales de dermatologie et de syphiligraphie,* 1921.
7. Thyresson N, *Revue de dermatologie et de vénéréologie,* 1949.
8. Götz H, « Die Akrodermatitis chronica atrophicans Herxheimer als Infektionskrankheit », *Hautarzt,* 1954.
9. Hauser WH, « Zur Kenntnis des Akrodermatitis chronica atrophicans », *Archiv für Dermatologie und Syphilis,* 1955.
10. Afzelius A, *Archiv für Dermatologie und Syphilis,* 1910.
11. Lebert H, « Rückfallstyphus und bilioses typhoid », in *Ziemssen's Handbuch der Speciellen Pathologie und Therapie,* second ed., FCW Vogel, Leipzig, 1874, pp. 267-304.
12. Wright DJM, « Borrel's accidental legacy », *Clin. Microbiol. Infect.,* 2009;15(5):397-9.
13. Steere AC, Broderick TF, Malawista SE, « Erythema chronicum migrans and Lyme arthritis: epidemiologic evidence for a tick vector », *Am J Epidemiol,* 1978 Oct;108(4):312-21.
14. Burgdorfer W, « Discovery of the Lyme disease spirochete and its relation to tick vectors », *Yale J Biol Med,* 1984;57:515-20.
15. Johnson RC, Schmid GP, Hyde FW, Steigerwalt AG, Brenner DJ, « Borrelia burgdorferi sp. nov.: etiologic

agent of Lyme disease », *Int. J. Syst. Evol. Microbiol.,* 1984;34(4):496-7.

Pour en savoir plus

Sakharoff MN, « Spirochaeta anserina et la septicémie des oies », *Ann. Inst. Pasteur* (Paris) 5, 1891 ; 564-6.
Kuntzer T, Péter O, « Borréliose de Lyme et neuroborréliose », EMC (Elsevier Masson SAS, Paris), *Neurologie,* 17-051-B-40, 2007.

Sommes-nous face à une épidémie ?

1. Keesing F, Ostfeld RS, « Is biodiversity good for your life? », *Science,* 2015. Lindren E, Jaenson TGT, « Lyme borreliosis in Europe: influences of climate and climate change, epidemiology, ecology and adaptation measures », rapport OMS 2006.
2. Serge Morand, *la Prochaine Peste,* Fayard, 2016.
3. Mariet AS, Retel O, Avocat H, Serre A, Schapman L, Schmitt M, Charron M, Monnet E, « Estimated incidence of erythema migrans in five regions of France and ecological correlations with environmental characteristics », *Vector Borne Zoonotic Disease,* 2013;13:666-73.
4. https://websenti.u707.jussieu.fr/sentiweb/?page=maladies &mal=18 (consulté le 21 juillet 2018).
5. Schmitt M, Encrenaz N, Chubilleau C, Verrier A, « Données épidémiologiques sur la maladie de Lyme en Alsace, Limousin et Rhône-Alpes », *Bulletin épidémiologique hebdomadaire,* 2006;27-28:202-3.

6. Cellules d'intervention en région (CIRE) de l'Institut de veille sanitaire en région, « La borréliose de Lyme en Limousin », bulletin de veille sanitaire, 2013, 22.
Institut de veille sanitaire, « La maladie de Lyme : données du réseau de surveillance de la maladie en Alsace 2001-2003 ».
7. « Borréliose de Lyme et autres maladies transmises par les tiques », *Bulletin épidémiologique hebdomadaire* n° 19-20, 19 juin 2018.
8. Rigaud E, Jaulhac B, Garcai-Bonnet N, Hunfeld KP, Féménia F, Huet D, Goulvestre C, Vaillant V, Deffontaines G, Abadia Benoist G, « Seroprevalence of seven pathogens transmitted by the ixodes ricinus tick in forestry workers in France », *Clin Microbiol Infect,* 2016;22:735.
9. Tokarska-Rodak M, « Serological surveillance of vector-borne and zoonotic diseases among hunters in eastern Poland », J Vector Borne Dis, 2016 Oct-Dec;53(4):355-61.
10. Mead PS, « Epidemiology of Lyme disease », *Infect Dis Clin N Am,* 2015;29:187-210.
11. Nelson CA, Saha S, Kugeler KJ, Delorey MJ, Shankar MB, Hinckley AF, Mead PS, « Incidence of clinician diagnosed Lyme disease, United States, 2005-2010 », *Emerg Inf Dis,* 2015;21:1625-31.
12. Hofhuis A, Harms M, Bennema S, van den Wijngaard CC, van Pelt W, « Physician reported incidence of early and late Lyme borreliosis Parasites and vector », 2015;8:161.
13. Hofhuis A, Bennema S, Harms M, van Vliet AJH, Takken W, van den Wijngaard CC, van Pelt W, « Decrease in tick bite consultations and stabilization of early Lyme borreliosis in the Netherlands in 2014 after 15 years of continuous increase », *British Med J,* 2016;16:425.

Les signes évoquant une borréliose de Lyme

1. Nocton JJ, Dressler F, Rutledge BJ, Rys PN, Persing DH, Steere AC, « Detection of Borrelia burgdorferi DNA by polymerase chain reaction in synovial fluid from patients with Lyme arthritis », *N Engl J Med,* 1994 Jan 27;330(4):229-34.
2. Nocton JJ, Bloom BJ, Rutledge BJ, Persing DH, Logigian EL, Schmid CH, Steere AC, « Detection of Borrelia burgdorferi DNA by polymerase chain reaction in cerebrospinal fluid in Lyme neuroborreliosis », *J Infect Dis,* 1996 Sep;174(3):623-7.
3. Knudtzen FC, « Characteristics and clinical outcomes of Lyme neuroborreliosis in a high endemic area, 1995-2014 », *Clin Infect Dis,* 2017;65:1 489-95.
4. Perrot S, « What can fibromyalgia teach us about chronic pain? », *Eur J Pain,* 2104;18:1 049-51.
5. Blanc F, « Lyme neuroborreliosis and dementia », *J Alzheimers Dis,* 2014;41:1 087-93.
6. Miklossy J, « Alzheimer's disease – a neurospirochetosis. Analysis of the evidence following Koch's and Hill's criteria », *J Neuroinfl,* 2011;8:90.
7. Knudtzen FC, *op. cit.*
8. Lenormand C, Jaulhac B, Debarbieux S, Dupin N, Granel-Brocard F, Adamski H, Barthel C, Cribier B, Lipsker D, « Expanding the clinicopathological spectrum of late cutaneous Lyme borreliosis (acrodermatitis chronica atrophicans [ACA]): A prospective study of 20 culture – and/or polymerase chain reaction (PCR)-documented cases », *J Am Acad Dermatol,* 2016 Apr;74(4):685-92, DOI:10.1016/j.jaad.2015.10.046, Epub 2016, Jan 9.
9. Embers ME, Barthold SW, Borda JT, Bowers L, Doyle L, et *al.,* « Persistence of Borrelia burgdorferi in Rhesus Macaques following Antibiotic Treatment of Disseminated

Infection », *PLoS One,* 2012;7(1):e29914, DOI:10.1371/journal.pone.002991.

Pour en savoir plus

Lipsker D, Hansmann Y, Limbach F, Clerc C, Tranchant C, Grunenberger F, Caro-Sampara F, Attali P, Frey M, Kubina M, Piémont Y, Sibilia J, Jaulhac B; GEBLY Study Group, Study Group for Lyme Borreliosis, « Disease expression of Lyme borreliosis in northeastern France », *Eur J Clin Microbiol Infect Dis,* 2001 Apr;20(4):225-30.

Le diagnostic

1. Fahrer H, Sauvain MJ, Zhioua E, Van Hoecke C, Gern LE, « Longterm survey (7 years) in a population at risk for Lyme borreliosis: what happens to the seropositive individuals? », *Eur J Epidemiol,* 1998 Feb;14(2):117-23.
2. Nadelman RB, Nowakowski J, Fish D, Falco RC, Freeman K, McKenna D, Welch P, Marcus R, Agüero-Rosenfeld ME, Dennis DT, Wormser GP, « Prophylaxis with single-dose doxycycline for the prevention of lyme disease after an ixodes scapularis tick bite », *N Engl J Med,* vol. 345, n° 2.
3. Aase A, Hajdusek O, Øines Ø, Quarsten H, Wilhelmsson P, Herstad TK, Kjelland V, Sima R, Jalovecka M, Lindgren PE, Aaberge SI, « Validate or falsify: Lessons learned from a microscopy method claimed to be useful for detecting Borrelia and Babesia organisms in human blood », *Infectious Diseases,* 2016 (http://dx.doi.org/10.3109/23744235.2016.1144931).

4. https://ecdc.europa.eu/sites/potal/files/media/en/publications/Publications/lyme-borreliosis-diagnostic-accuracy-serological-tests-systematic-review.pdf
5. European Centre for Disease Prevention and Control, « A systematic literature review on the diagnostic accuracy of serological tests for Lyme borreliosis », Stockholm: ECDC;2016.
6. Busson L, Reynders M, Van den Wijngaert S, Dahma H, Decolvenaer M, Vasseur L, Vandenberg O, « Evaluation of commercial screening tests and blot assays for the diagnosis of Lyme borreliosis », *Diagnostic Microbiology and Infectious Disease,* 73(2012);246-51.
7. *Idem, ibidem.*
8. CDC, Centers for Disease Control and Prevention (centres pour le contrôle et la prévention des maladies), « Tick borne disease of the United States », https://www.cdc.gov/lyme/resources/TickborneDiseases.pdf
9. Fingerle V, Eiffert H, Gessner A, Göbel UB, Hofmann H, Hunfeld KP, Krause A, Pfister HW, Reischl U, Sing A, Stanek G, Wilske B, Zöller L, *MiQ12: Lyme-Borreliose,* Elsevier, 2017.
10. NICE, https://www.nice.org.uk/guidance/ng95 (consulté le 21 juillet 2018).
11. Blanc F, Jaulhac B, Fleury M, de Seze J, de Martino SJ, Remy V, Blaison MDG, Hansmann Y, Christmann D, Tranchant C, « Relevance of the antibody index to diagnose Lyme neuroborreliosis among seropositive patients », *Neurology,* 2007;69:953-8.

Pour en savoir plus

Direction générale de la santé, « Borréliose de Lyme : diagnostic biologique », 2015 ; http://www.chru-strasbourg.fr/sites/default/files/documents/DGS_Lyme_Biologie.pdf

Dessau RB, van Dam AP, Fingerle V, Gray J, Hovius JW, Hunfeld KP, Jaulhac B, Kahl O, Kristoferitsch W, Lindgren PE, Markowicz M, Mavin S, Ornstein K, Rupprecht T, Stanek G, Strle F, « To test or not to test? Laboratory support for the diagnosis of Lyme borreliosis: a position paper of ESGBOR, the ESCMID study group for Lyme borreliosis », *Clin Microbiol Infect,* 2017 Sep 5, pii:S1198-743X(17)30488-3, DOI:10.1016/j.cmi.2017.08.025 [Epub ahead of print].

Hansmann Y, Jaulhac B, Lipsker D, Christmann D, « Diagnostic de la maladie de Lyme : rôle de la clinique et des examens complémentaires », *Med Mal Infect,* 2004 Jun;34 Suppl 1:S88-91.

Le traitement

1. Lipsker D, Antoni Bach N, Hansmann Y, Jaulhac B, « Long term prognosis of patients treated for erythema migrans in France », *Br J Dermatol,* 2002;146:872-6.
2. Berende A, Hofstede H, Vos F, van Middendorp H, Vogelaar, ML, Tromp M, van den Hoogen F, Donders AR, Evers A, Kullberg BJ, « Randomized Trial of Longer-Term Therapy for Symptoms Attributed to Lyme Disease », *N ngl J Med,* 2016;375:997-8.
3. http://www.who.int/fr/news-room/fact-sheets/detail/résistance-aux-antibiotiques, 5 février 2018.

4. « Résistances aux antibiotiques : crise sanitaire en vue ? », Science et pseudo-sciences, juillet-septembre 2018.
5. http://solidarites-sante.gouv.fr/IMG/pdf/plan_antibiotiques_2011-2016_DEFINITIF.pdf
6. https://www.ac2bmr.fr/propos
7. Nocton JJ, Dressler F, Rutledge BJ, Rys PN, Persing DH, Steere AC, « Detection of Borrelia burgdorferi DNA by polymerase chain reaction in synovial fluid from patients with Lyme arthritis », *N Engl J Med,* 1994 Jan 27;330(4):229-34.
8. Septfons A, Couturier E, Goronflot T, Turbelin C, Blanchon T, de Valk H, « Borréliose de Lyme : estimation de l'incidence hospitalière en France de 2005 à 2016 », *Bulletin épidémiologique hebdomadaire,* juin 2018, 19-20;389-95.

La prévention

1. Keller A, Graefen A, Ball M, Matzas M et al., « New insights into the Tyrolean Iceman's origin and phenotype as inferred by whole-genome sequencing », *Nature Commun,* 2012;3:698, DOI:10.1038/ncomms701.
2. Chitima Dobler L, Cancian de Araujo B, Ruthensteiner B, Pfeffer T, Dunlop JA, « Amblyomma birmitum a new species of hard tick in Burmese amber », *Parasitology,* 2017;144, 1441-8, DOI:10.1017/S0031182017000853.
3. Organisation mondiale de la santé, « Paludisme et lutte antivectorielle », http://www.who.int/malaria/areas/vector_control/en/. 10 janvier 2018.
   Organisation mondiale de la santé, « Dengue : stratégie de lutte antivectorielle », http://www.who.int/denguecontrol/control_strategies/fr/ 10 janvier 2018

4. Boulanger N, Stachurski F, « Contrôle des populations à tiques et prévention », in *Tiques et maladies à tiques* (dir. Mc Coy K et Boulanger N), IRD Édition.
5. Raguet S, Le Strat Y, Chouin L, Hansmann Y, Martinot M, Kieffer P, De Martino S, Jaulhac B, Wendling MJ, Velay A, Le Parc-Goffart I, Vernay M, Couturier E, « Incidence de la borréliose de Lyme dans les départements alsaciens, étude alsa(ce)tique, 2014-2015 », *Bulletin épidémiologique hebdomadaire* n° 19-20, 19 juin 2018.
6. Société de médecine des voyages et Société française de parasitologie, « Protection personnelle antivectorielle », http://www.medecine-voyages.fr/publications/ppavtextecourt.pdf (10 janvier 2018).
7. INPES, « Maladies transmises par les tiques », http://inpes.santepubliquefrance.fr/10000/themes/maladies-tiques/index.asp (10 janvier 2018).
8. Hofhuis A, van de Kassteele J, Sprong H, van de Wijnegaard C, Harms MG, Fonville M, van Leeuwen A, Simoës M, van Pelt W, « Predicting the risk of Lyme borreliosis after a tick bite, using a structural equation model », *PloS One,* 12(7):e0181807. https://doi.org/10.1371/journal.pone.0181807.
9. Nadelman R, Nowakowski J, Fish D, Faloc RC, Freeman K, Mc Kenna D, Welsch P, Marcus R, Aguero Rosenfeld M, Dennis DT, Wormser G, « Prophylaxis with single-dose doxycycline for the prevention of lyme disease after an Ixodes scapularis tick bite », *N Engl J Med,* 2001;345:79-84.

Autres infections transmises par les tiques

1. Rigaud E, Jaulhac B, Garcia-Bonnet N, Hunfeld KP, Fémé-nia F, Huet D, Goulvestre C, Vaillant V, Deffontaines G, Abadia-Benoist G, « Seroprevalence of seven pathogens transmitted by the Ixodes ricinus tick in forestry workers in France », *Clin Microbiol Infect,* 2016 Aug;22(8):735.e1-9, DOI:10.1016/j.cmi.2016.05.014, Epub 2016 May 26.
2. Moutailler S, Valiente Moro C, Vaumourin E, Michelet L, Tran FH, Devillers E, Cosson JF, Gasqui P, Van VT, Mavin-gui P, Vourc'h G, Vayssier-Taussat M, « Co-infection of Ticks: The Rule Rather Than the Exception », *PLoS Negl Trop Dis,* 2016 Mar 17;10(3):e0004539 DOI:10.1371/journal.pntd.0004539, eCollection 2016 Mar.
3. Cutler SJ, Ruzic-Sabljic E, Potkonjak A, « Emerging borreliae – Expanding beyond Lyme borreliosis », *Molecular and Cellular Probes,* 2017;31:22-2.
4. Koebel C, Kern A, Edouard S, Hoang AT, Celestin N, Hansmann Y, Jaulhac B, Brouqui P, De Martino SJ, « Human granulocytic anaplasmosis in eastern France: clinical presentation and laboratory diagnosis », *Diagn Microbiol Infect Dis,* 2012 Mar;72(3):214-8.
5. Hansmann Y, Pierre Gut J, Remy V, Martinot M, Allard Witz M, Christmann D, « Tick-borne encephalitis in eastern France », *Scand J Infect Dis,* 2006;38(6-7):520-6.
6. Martinot M, Zadeh MM, Hansmann Y, Grawey I, Christmann D, Aguillon S, Jouglin M, Chauvin A, De Briel D, « Babesiosis in immunocompetent patients, Europe », *Emerg Infect Dis,* 2011 Jan; 17(1):114-6, DOI:10.3201/eid1701.100737.

Table des matières

MIXTE
Issu de sources responsables
FSC® C003309

Direction : Jean-Louis Hocq
Direction éditoriale : Suyapa Hammje
Édition : Lama Younès-Corm
Composition et mise en pages : Nord Compo
Conception et réalisation de couverture : Guylaine Moi
Correction : Chloé Chauveau
Fabrication : Kevin Magar

ISBN : 978-2-263-15350-1
Code éditeur : S15350
Dépôt légal : octobre 2018

Solar, un département d'Edi8

Achevé d'imprimer en septembre 2018
par Normandie Roto Impression s.a.s.
61250 Lonrai
N° d'impression : 1802514

Imprimé en France